アートミーツケア叢書2

# 生と死をつなぐ
# ケアとアート

## 分かたれた者たちの共生のために

アートミーツケア学会 編
秋田光彦・坂倉杏介 責任編集

生活書院

# contents もくじ

4 はじめに

## 第1章

8 ともにある生と死——共創と共生をめぐって　三輪敬之×秋田光彦×本間直樹

- 01　異界に通ずる場所
- 02　中世の無縁所
- 03　渾然とした人たちの表現の呼吸
- 04　宗教のダークネス
- 05　場のある表現
- 06　表現の中に私とあなたがいる
- 07　のりしろづくり
- 08　表現としての儀礼
- 09　死者のまなざし
- 10　ただなぞるのではなく
- 11　お坊さんが一人座っているだけでいい

## 第2章

46 いのちは自分だけのものではない　河瀨直美×秋田光彦

- 01　トンネルさん、絶対映画にします
- 02　こっち側とあっち側
- 03　役割をもらってそれを形にさせてもらっている
- 04　海の生きものの墓場に私たちは生きている
- 05　表現者は抗って真実の部分をやり続ける

62 見えないものを見えるように
——南三陸町「きりこプロジェクト」、「"生きる"博覧会」などについて　吉川由美×西村高宏

- 01　見えないものを見えるようにする
- 02　きりこプロジェクト——生者と死者の間をとりもつもの
- 03　地域の記憶を引き継いでいく
- 04　アートとは？——地域の力を見出していく
- 05　地域には、みなさんがお持ちのものがある
- 06　100年後に通じる普遍性を共有する仕組みづくり

86 都市生活とコミュニティ——喪失体験を経て　入江　杏×坂倉杏介

- 01　死を語ることの難しさ
- 02　辺境から獲得していく
- 03　死者の力添えによって、発せられるようになった言葉
- 04　喪失体験を経て——"新しいご近所"をつくる

100　**亡くなった人とともに生きる**
　　　──ホスピスにおけるケアの営みをもとに　　田村恵子×鳥海直美

　　　01　死を患者やご家族の手に取り戻す
　　　02　亡くなりたいと欲している身体に気づく
　　　03　亡くなった人とともに生きる
　　　04　ご家族に「心残りない」と感じてもらうために
　　　05　毎日を一緒につくって、営んでいけばいい
　　　06　希望としてのケア
　　　07　はじめに感じた違和感を持ち続ける
　　　08　亡くなった人にもむこうでまた会える

122　**人や場に寄り添うアートプロジェクト**
　　　──「やさしい美術プロジェクト」、鳥栖喬との出会いから　　髙橋伸行×井尻貴子

　　　01　「やさしい美術プロジェクト」のはじまり──場所や人にくっついて考えていく
　　　02　自らが問われる活動
　　　03　島そのものが表現している何かがある
　　　04　ものを介して記憶が呼び覚まされていく
　　　05　死者のまなざしを引き継ぐ──鳥栖喬との出会い

# 第3章

146　**スピリチュアリティとしてのケアとアート**　　本間直樹

155　**生きられる場**──日常的実践の聖性をめぐって　　坂倉杏介

　　　01　「いのちの世話」
　　　02　「生きられる場」の実践──東京都港区「芝の家」
　　　03　日本的「共同体」の基層
　　　04　構─都市の信仰コミュニティ
　　　05　地域のなかで「死」に触れる
　　　06　コントロールできないものに寄り添うこと


168　**おわりに**──死生の物語を紡ぐ　　秋田光彦

172　刊行予告

# はじめに

　アートミーツケア叢書シリーズ第2巻となる本書のタイトルは「生と死をつなぐケアとアート──分かたれた者たちの共生のために」である。

　生活の中に死が見えなくなったと言われて久しい。哲学者・鷲田清一は「見えない死、隠される生」という一節の中で「わたしたちの社会は〈死〉という出来事を、出来事としては一貫して視野から外している[1]」と指摘する。

　死が、どんどん見えなくなっている。新聞の紙面に載るのは社会的影響の大きな事件としての死であり、「ふつうの死」ではない。あるいは、脳死や臓器移植、安楽死などといった生命倫理に関わる記事であり、それらは「科学的な〈死〉であって、だれかある知人が、家族が死者としてこの世界から退場していくこととしての〈死〉という出来事[2]」は、そこでは問題にならない。

　ほとんどの人が病院のベッドで死ぬ時代、その死の過程をつぶさに見ることも、医療と看護の専門従事者を除いてはほとんどない。「〈死〉という、人間の一生において決定的な意味をもつ出来事が、この社会では知覚不能なものになっている[3]」。1998年に書かれた文章での指摘だ。

　それから、17年。死の情景は、少しずつ変化してきている。今、社会は多死社会に移行する過程にある。在宅医療の取り組みもひろがり、人生の最後を家で過ごす人も増えてきた。暮らしの中に、少しずつ、また〈死〉が姿を現しつつある。

　本書は、そのような時代に、いまいちど「共生」について考えるために編まれた。ここでの「共生」とは、生きている人、目の前にいる人のみならず、死を間近に控えた人、亡くなった人、不在の人までも含みこむ、遠く隔たった存在と

の共存の営みのことである。こうした「分かたれた者たちの共生」について、宗教、儀礼、記憶、死者への関係などから理解を深めることを目的とした。

　第1章では、「ともにある」というテーマを紐解くために、座談会を行った。僧侶と工学博士という異なる領域で活動する者が共通して「他者とのつながり」の可能性を見出した「表現」「アート」、それが自ずと生まれてくる「場」について語りあうことから、本書のテーマに迫っていく。

　第2章では、本書テーマのもと、映画監督、看護師、美術家ら5人にインタビューを行った。語り手の活動は多種多様だが、それぞれに「死者に寄り添う」姿勢を持ち、「見えないものに目を向け、聞こえない声に耳を傾ける」ことに丁寧に取り組む者たちである。彼らの活動や思い、考えについて聞いた。

　第3章は、2本の論考を収録した。哲学的な意味での「スピリチュアリティ」に関する論考と、日常的実践における聖性をめぐる論考である。いずれも、暮らしの中で生者が他者の死に触れる情景が描かれ、論じられる。

　ケアとは、「日々だれもがじぶんや他人に対して負っているこまごまとした世話から、職業的な営みまで、すべて」を含む「生命・生存・生活への注意」である。アートとは、「人が生きていくうえで遭遇するさまざまな出来事に向かいあうための、技術や作法」である[4]。

　死は、両者を必要とする。死のそのときまで、人は生きる。注意を向けられ、世話をしてもらいながら。しかし死は、どうにもならない出来事としてある。死にゆく者にとっても、傍にいる者にとっても。その出来事に向かいあわずにすむ者はいない。

　本書で語り出される実践は、どれもが、そうしたケアとアートを含み込む実践である。本書はそれら実践のノウハウを伝えることや検証を行うことを目的とはしていない。出来事は、一つひとつ異なる。おそらくは、私がその出来事に向かいあうための技術や作法は、私自身で編み出していくよりほかはない。そこで必要となるのは、ノウハウではなく、それら実践者たちのそれぞれの思い、考えに触れ、自ら考えていくための力を得ることではないだろうかと考え、こ

のような構成とした。

　本書を手にとってくださった方々に、あなたの近くにある〈生〉と〈死〉について、そしてそれらがとなりあうこの世界に生きるということについて一緒に考えていっていただきたいと願っている。

■注
1) 鷲田清一「見えない死、隠される生」、『死なないでいる理由』、小学館、2002年、p81
2) 同上
3) 同書、p83
4) 本書、刊行予告より

# 第 1 章

　第1章では、「ともにある」というテーマを紐解くために、2人の人物に登場いただいた。
　ここで考えたいのは、生きている人だけでなく、死んだ人たちをも含めたコミュニティについてである。物言わぬ死者を含むコミュニティについて考えることは、生者中心の社会を問うことでもある。それらを考えるうえで示唆的な二つの事例——お葬式をしないという選択により、お寺本来の役割に立ち返ろうとする寺院が出会ったアートや、科学・技術的側面から「場」や「間」、「共創」について考える研究者が出会ったインクルーシブなパフォーマンス。それらはいずれも、自ずと「表現」が生まれてくる場であった。
　それらの「表現」は、他者とつながることを可能にするのではないか。そして、その他者には、死者も含まれていくのではないか。
　そこでの「表現」のありように改めて目をむけることから、「ともにある」ということに迫っていきたい。

# ともにある生と死——共創と共生をめぐって

**三輪敬之**（早稲田大学理工学術院教授）

×

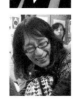
**秋田光彦**（浄土宗大蓮寺住職、應典院住職）

×

聞き手
**本間直樹**（大阪大学コミュニケーションデザイン・センター准教授）

**本間**：ここでは、生きている人たちだけでなく死んだ人たちも含めた「ともにあること」——「共存」や「コミュニティ」について考えてみたいと思います。最近、町づくりや地域再生の場面で「コミュニティ」という言葉がよく使われていますが、もうちょっと広く捉えることができるのではないでしょうか。たとえば地理的に離れていてもコミュニティだし、私は哲学者ですが、哲学というのは哲学する人がつくるコミュニティ、それも、ソクラテスとかブッダとか老子とか、死んだ人も含むコミュニティだと思っているんです、たとえ何千年も離れているとしても。

　私たちは、死者を含めたコミュニティというものを考えることはできないでしょうか。生きている人たちだけが共存しているのではなくて、私たちは死者とともに存在している。そういう点から共存を考えてみるとどうでしょうか。

## 01 異界に通ずる場所

秋田：まず、應典院の紹介も含めて私から話します。應典院は、歴史的には350年の由緒あるお寺ですが、1997年に建物ごと再建をしました。ご覧の通り、かなり異形の寺院です。建築とかデザインもさることながら、一番特異なのは、お葬式をしないということですね。檀家さんがいないというのもあるんですが、いないのなら葬式会館になって生き残るというのも現代のお寺の一つのあり方なんです。でも應典院は、むしろ葬式をしないと選択することで、お寺本来の役割に立ち返ろうとした。むろん、それって、葬式中心に見て来た人々のお寺のイメージを転換させる。市民の学校だとかアートセンターだとか、周囲はいろんな顔で見てくれていますが、それもお寺の古くて新しい役割なんだろうと。再建して18年になりますが、古びた感じがしないです。

　誰でも、仕事の合間に寺社に立ち寄るとほっとするでしょう。お寺はそもそも俗世とは違う時間や空間がある。異界とか他界とか、彼岸的な

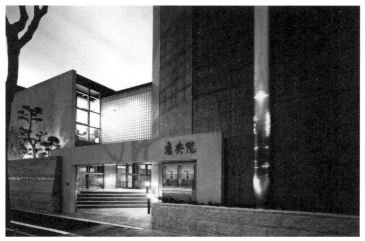

應典院（外観）。打ちっ放しのコンクリートが特徴的。玄関ロビーは一般に開放されている。

世界というか、別の言い方をすると、消費とか生産とか、成果、評価、そういった社会の秩序をいったん取っ払って、なお存在し続けることのできる場所がいいなと。18年かけて、だんだんそうなってきたような気がします。ここで生まれる出来事や交流によって、そのように育ってきたというか。

　お寺は組織なので、教団があって、住職がいて、檀家さんがいて、存在が認定されるのだけど、そういう前提になるべく頼らずに、反対にここに集まる人たちによってつくりあげられていく、プロセスとしてのお寺が面白いと。つまり、最初からお寺があるんじゃなくて、時間をかけてお寺になっていくというような感じですかね。ずっと完成がない。今なおその過程にあってそこが刺激的なわけです。

## 02 ｜ 中世の無縁所

秋田：もともと私が憧れていたのは、日本の中世社会にあった無縁所です。お寺のことを昔「無縁所」と言いました。メディアがいう「無縁社会」は、人と人の関係性が希薄になった社会を指しますが、仏教的にいうと真逆の意味になります。この無縁というのは「絶対慈悲」「万物平等」を意味していて、もっとも仏の世界に近い境地を言います。だからお寺は無縁所と言った。世俗の中にあって、特異な共同体を形成していました。

　ちなみに、西洋には同じようにアジールという場がありましたが、ちょっと違うのはすべて人の寄り付かない山中にあったんです。立地的には聖と俗は分断されているのだけど、日本の無縁所は俗の中にあった。俗の中に聖があることを受け入れたわけですね。

　歴史学者・網野善彦さんが提起したように、中世の「無縁」は、世俗の権力や支配が及ばない場所でした。地縁とか血縁のしがらみを超えた独自の関係があって、自由空間にあって互いを支えあっていた。俗法で

管理される場所でなく、仏法によって守られる世界ですね。そういうところには、流れ者や芸能民がいたり、世間からの離脱者がいた。そこにずっと憧憬をもっていて、同じように社会と折りあいのつかない、何となく生きづらい、そういう人たちの場所ができないものかと思っていました。だから、應典院は上演や展示のための場所ではない。集うことやかかわりあうこと、表現することにずっと重きを置いてきました。

　もちろん宗教法人ですから、施設としては規定されているものがあるんですけど、中身そのものは自由です。干渉とか管理がほとんどありません。今日の対談の場もそうですが、持ち込まれたものがどんどん積み重ねられて、堆積した結果、應典院という場になってきたという実感がすごくあります。ありがたいことですね。

## 03 ｜ 渾然とした人たちの表現の呼吸

秋田：ただ、そういう場所は問題も抱えている。そこが同質集団になって閉じてしまうと、とても居心地がいいものだから、気の合う者だけの溜まり場になってしまいます。内にはとても親密な空間だけど、外に対して開かれていない。異なるものを排除して、最悪は排撃の対象とする。95年のオウム真理教事件は、つまり宗教のコミュニティがもっとも暴走したケースです。でもたぶん中にいる信者には、外からいくら「騙されている」と批判していても、けっこう居心地はよかったのだと思う。應典院だって、そうならない可能性はないとは言えないです、無意識にせよね。では、そのコミュニティの内側と外側をどうつないでいけばいいのか、安住を目指すのではなく、あえて揺さぶりや問い直しを受け入れるような開き方をどうすればいいのか、そこでアートの表現に着目したのです。

　應典院は最初、市民教育の拠点としてスタートするのですが、2000

年頃から急速にアートと接近して、アートのお寺として認知されるようになりました。無縁社会とか格差社会とか言われはじめ、社会のあちこちで内と外の対立とか不和が起きていた。私にとって、宗教とアートの出会いも新鮮だったし、このアートミーツケア学会も2006年にスタートしています。

　そこでの表現は、明らかにこれまでの表現と違いました。権威とか評価とかがモノをいう完成された表現ではなくて、まだ未知数の表現、よくわからないがゆえ、相互を刺激しあうインターメディウムのような表現の登場でした。表現者と鑑賞者の間にあった境界も取っ払って、そこに参加する人たちの表現の渦が、ある意味、無縁所的世界をつくってきたのかもしれない。表現に、勝ち負けはないし、正解もない。だから、そこにいられる、他者とつながれるというのは、場としてとてもたいせつなことだと感じたわけです。つなぎ手としてのアートマネージャーの存在も大きくなりましたね。

　應典院には年間3万人の若者が集まりますが、彼らはお客さんではな

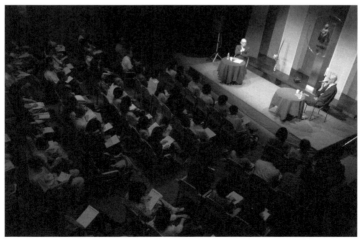

應典院本堂ホールでの講演会の様子

く、この場への参加者であり、また一人ひとりの人生の表現者でもある。そう思っています。私は、住職ですので、住むのが職業なので(笑)、ここに居続ける、立ち会い人みたいなものかなと思っています。

## 04 ｜ 宗教のダークネス

本間：出会いがあったからこそ、今のような着想をもたれたと思うんですね。お寺が無縁所じゃなくなってしまい、それをご自分がやりたいと思われた。それがなぜアートと結びついたのか、個人的なご経歴も含めてお伺いしてよろしいでしょうか。

秋田：日本の仏教とかお寺に対し絶望していた30代の頃があって、当時はNGOの国際協力活動を通して、海外に目を向けていました。同じ仏教国であるタイとかミャンマーとかベトナムにも行ってたんですけど、現地での仏教NGOの活動にふれて、ものすごく驚いた。たとえば、タイでは、お寺がエイズホスピスを運営していて、何百人もの患者を受け入れ、最期を看取っているところがある。僧侶とNGOのスタッフが一緒に活動しているのですが、同じ仏教理念に基づく社会活動であり、そこに国や市民から少なくないファンドが寄せられる。ホスピスに入所待ちの人々が周囲に移り住んで、エイズコミュニティというような場もできていて、その人たちの自立支援として職業訓練も生まれる。大勢の高校生たちが見学にやってきて、社会教育の場としても開かれている。そこかしこに僧侶がいて、仏法が説かれる。社会的スキルはあるが、根底はやはり仏教なんですよ。宗教と社会活動が分離されているのではなく、協働しているところを見て、目から鱗でした。

　30代の終わり頃、95年に阪神淡路大震災とオウム真理教の地下鉄サリン事件がありました。ものすごい衝撃でした。阪神淡路大震災の時は、ボランティアという言葉が生まれたばかりでしたが、お寺側も結局、同

じ宗派の同じ檀信徒を支援することに専念した。世間にはオウムのこともあって宗教に対する警戒心も強かったです。私は避難所で支援活動をしていましたけど、「お寺さん、避難所では布教活動は遠慮してください」と何度も言われましたし、「縁起悪いからこっち来ないでくれ」とも言われた。市民社会が興隆していく時代なんだけど、それに反して宗教との隔たりを生々しく感じていた。そういう感覚でした。

　3月に入って地下鉄サリン事件がありました。麻原彰晃は私と同い年です。オウム真理教は宗教なのか宗教じゃないのかといえば、あれも一つの宗教には違いない。淫祠邪教と断罪することはたやすいが、ああいったものを宗教という大きな枠の中でどう見分けていくか、そういうリテラシーをもっと身につけていかなきゃいけないと思うんですが、その意味でいうと宗教のダークネスをありありと見せつけられた。日本の歴史上類を見ない宗教事件として、大きな衝撃だったと思うんですね。

　カルトからの家族奪回に取り組んでいる団体が、後になって、オウムの元信徒たちにインタビューしています。日本の地域には全国で7万以上ものお寺があるじゃないか、生きることの不安や葛藤があったのだったらなぜお寺の門を叩かなかったのかと。そしたら、元信徒は、あれは宗教じゃない、寺は単なる風景でしかないと答えているんですね。それも、私には衝撃でした。いったい寺の役割とは何なのか、宗教は社会から必要とされているのか、そういう自問をはじめたのも、この95年が大きな転機になっています。

　應典院の建物は97年4月にできているので、95年以前は設計段階ではありましたが、まだ何をするのかはっきりわかっていなかったですね。当時はお葬式をしないことは決めていましたが、今のような表現の場にするという構想はなくて、むしろ市民教育とか生涯学習の拠点になればいいと思っていました。それが、この二つの出来事を契機に、方向性を大きく転換することになったわけです。

それと、表現ということをはっきり意識したのは、應典院にやって来た若い人たちとの交流があったからです。もちろん演劇やりたいとか、現代アートやってます、という若者の出入りは多かったのですが、この場所に立ち会っていると、彼らの置かれた社会的境遇がよく見えてきました。

　90年代からは「失われた20年」と言われましたが、それって日本の若者にとって戦後初めて遭遇する受難の時代でもありました。長引く不況と就職氷河期があって、フリーター、ニート、ワーキングプアなど次々、若者の就労や雇用問題が起きていた。働くことの不安って、若者の場合、生きることの不安に直結しているわけで、そういう人たちがここに集まって来たんですね。

　われわれの世代では、大学卒業したらまず就職して、結婚して、家をローンで買って、定年まで勤め上げるという人生モデルがあったし、それが実現できる時代でした。でも90年代以降、モデルなき世代は、自分たちで生き方を探していかざるを得なかった。私は20代の頃、「なぜ

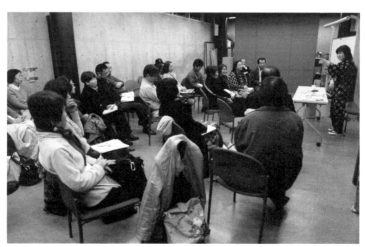

應典院の語りあいの場

私は働くのか」なんて考えたこともないですけど、彼らはそういう自問からスタートしていた。地位とか収入だけで、将来を描けない。自分と他者との関係、自立とか依存の意味、どうすればわかりあえるのか……。たぶん、このお寺が表現にシフトしていったのは、そういう若者たちが置かれた背景や寄る方ない心情と呼応していたからじゃないかと思います。

　もはや権利や利益だけではつながれない。今、ここで自分の身体をよりどころに、表現でつながるしかない。そういうぎりぎりのところで踏みとどまる場所が、應典院だったのかもしれないと思います。ですから、このお寺は時代と共振している。昔からお寺は古くて変わらないものと決まっているのですが、そういう動態を繰り返す寺が一つくらいあってもいいんじゃないかと思います。

## 05 ｜ 場のある表現

三輪：いや、すばらしいなぁ……。表現に注目されたということに、すごく通じるものがあります。私はこれまで「場」とか「間」、あるいは「共創」といったことを科学・技術的な側面から研究してきました。でも、うすうす何かが足りないと感じていました。今一つ、研究が実践に結びついてこないのですね。そんなときに、東洋英和女学院大学教授の西洋子さんが、20年ほど前から、障碍のある人ない人が一緒になって即興的にダンスをつくりあげていくインクルーシブなパフォーマンス、ダンスに出会ったのです。これは性別や年齢差など関係なく、違いを違いのまま維持しつつ、みんな

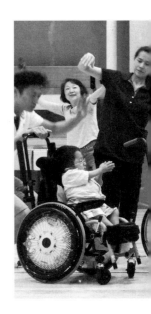

で一緒になってつくっていくダンスです。みんな違っていていいのですから、どんな表現も受け入れられるといった、絶対的な対等感、平等感のようなものがそこにはあるのです。スキルを競いあったり、見せたりするというのではなくて、存在として互いにつながりあっていけばよいという、そういう場なのですね。見に行った時にそれを非常に強く感じまして。すごい世界があるなあと。引きこもりがちな学生なども、障碍のある人と一緒にいることによって自然に表現が引き出されてしまうのです。その場合、障碍のある人が引き出しているというよりは、むしろインクルーシブな場が表現を引き出しているといったほうがよいと思います。そういう力のある場っていったい何だろうなと。これこそ共創の場ではないかと。それ以降、身体表現から共創や場の問題を捉えなおす研究を夢中になって展開してきました。今から8年ほど前のことです。研究室でも講義でも表現！表現！表現！と言い続けていました（笑）。こ

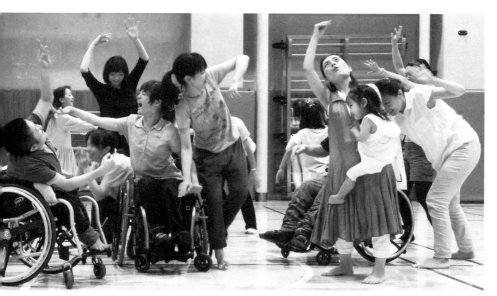

みんなのダンスフィールド（代表：西洋子）

れまで足りなかったものを見つけた喜びと、これでいけそうだといった確信めいたものが私の中に生まれたのです。

　私は機械工学が専門ですが、これまでの科学・技術が切り捨ててきたのが表現の世界だと言っても過言ではないと思います。先ほどのお話とも関連すると思いますが、私がここで言うところの表現は、人から人に見せるものとか与えるものとかいったものではありません。そういう区切られた世界における表現ではなくて、内と外をつなぐインタフェースとしての働きがあるような表現です。それは「もの」の世界と「こと」の世界をつなぐ働きを担っていると言ってもよいかと思います。中動態という言葉――受動・能動ではない態――が最近、哲学や精神医学など様々な分野で注目されはじめていますが、「する・される」といった送り手と受け手の関係に分かれる以前の中動相的な状態から私が立ち現れてくるところを表現として捉えてみたいのです。このような意味で、「場は表現の乗り物である」と、私は最近、言ったりもしています。場の働きを生み出すのが表現というわけです。一口に言えば、場のある表

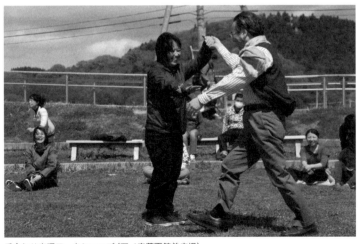

手合わせ表現ワークショップ（石ノ森萬画館前広場）

現ということになりましょう。つまり、場に表現を取り込むことによって、共創を語ることがはじめてできると思ったのです。そしてこれにより場づくりや実践を取り込んだ場の研究が工学、科学技術の分野で進んでいくだろうと。このことを言い換えれば、これまでの三人称的な科学・技術ではなくて、第一人称、第二人称の科学・技術をつくらなければいけないということですね。そういう思いが強くなりました。

　ちょっと横道にそれますが、若い頃に15年間ほど、植物のコミュニケーションについて研究を行いました。そのなかに、森の木と木のインタラクションや集団形成について調べた研究があります。吉野の山とか、山形の山とか富士山などで、250本ほどの木にそれぞれ電極を取り付け、数か月から1年にわたり、木が出している生体信号をはかり続けることによって、木と木の間でどのような関係がつくられているのかを調べました。結果として、人工林は全然だめなのです。みんな個別にただひっそりと生活をしている。間伐される木を除いて、木々の表現は一様であるといっていい。ところが、自然林や原生林では、木はそれぞれ

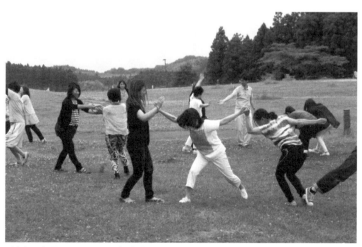

手合わせ表現ワークショップ（石巻市遊楽館）

が多様に表現しながら互いの繋がり方を組み替え、重層的、横断的にグルーピングしていくのです。人工林が個の表現であるとするなら、こちらは個の表現と場の表現の二重の表現をしているということになります。この表現の違いは、森が森自身をつくりつづけていくこととも関係があると考えられますし、ある意味、西さんが行っているインクルーシブな身体表現とも通じるところがあるように思われます。このように、以前に行った研究も、表現という視点から捉えなおしてみると、それまでと違った一つの新しい方向や世界がみえてきます。そして、未来をともにつくっていく、時間をともに紡ぎ出していくためには、ともに表現していくことがなくてはならないといったことに気づかされます。

　ともに表現していくこと、それを共創表現と私は呼んでいますが、それはともに生きていくことと同義です。「生きていくこと」と「生きているもの」とのあいだには違いがあります。科学は、「生きているもの」について研究し、「生きていくこと」の研究を避けてきました。生きているものの研究には死は含まれませんが、生きていくことには死ということが必ず含まれてきます。つまり、科学は死という問題を扱う術を持ちあわせていないのです。そのためか、生きていくことを大学ではほとんど教えていません。しかし、身体表現は、ひょっとすると「生きていくこと」と「生きているもの」を橋渡しできるのではないか。そんな期待を私は抱いているのです。

## 06 ｜ 表現の中に私とあなたがいる

**本間**：秋田さんは最初に「万物平等、絶対慈悲」とおっしゃっていました。当然、仏教で「共存」と言った時に人間だけじゃないと思うんです。お二人の話を聞いていて、そこが私の中でつながって、面白いなぁと思いました。はたして生き物だけが表現していると言えるのでしょうか？

三輪：植物から昆虫から動物から、みんな表現しているのではないか。生きとし生けるものが表現を共創していくことによって、地球生命が維持されていくのではないでしょうか。そこには自然そのものも含まれます。ただ、ロボットや機械システム、情報メディアなどではどうなのでしょうね。仮にロボットを例にとってみた場合、表現しているように見えるとは言えるかもしれませんが、状況の変化に応じて表現をしているとは言えそうにないですね。これらはあらかじめ設計者によって埋め込まれた機能を遂行しているに過ぎませんから、少し先の未来を予感したり予期したりすることは原理的にできないのです。たとえば、サッカーの試合では、ボールを蹴る選手とそれを受けとる選手とは同時に動き出す必要がありますが、そのタイミングが一致するためには双方で少し先の未来が共有されていないとうまくいかないわけです。AIすなわち人工知能技術は相当に進んできていますので、今後は、そうしたこともある程度、可能になることが予想されますが、私は、現状のAIの手法のみでは人間におけるような共創表現ができるまでには至らないと思っています。

　共創表現では、「私」の表現が「私たち」の表現になるかどうかが、きわめて大事です。「私たち」の表現というと、「私たち」が先にあって表現があとからついてくるように思われがちなのですが、そうではなくて、むしろ「私たち」がいかに立ち上がってくるのかを考える必要があります。私とあなた、あるいは私と生き物の間で、「今、ここに、ともにある」感覚の触発がどのようにして起こるのかを問うということです。これは、個と個の局在的なつながりだけから捉えられるようなものではないと思います。そこには個を超えた遍在的な生命の働きが必要になるのではないでしょうか。そしてそれを担うのも表現であると考えたいのです。表現の中に私とあなたが巻き込まれ、その過程で生成する場に「私たち」が立ち上がってくるといった、そんなイメージです。共創表現ではそういうようなかたちの捉え方ができないかと考えています。科学の

枠組みからは相当に外れてしまいそうですが(笑)。

本間：私は学業の傍ら、インドネシアのジャワガムランの古典音楽とか現代の作曲家がつくった曲とかを演奏してきたんですが、2005年頃から、中川眞さんの呼びかけから障碍のある人たちと一緒に活動しはじめました。そうすると作品とか演奏とかどうでもよくなってきて、何かを表現しようと思わなくても表現は既にはじまっているということに気づきはじめたんです。即興表現を軸にしているので、演劇にしないといけないとか、音楽にしないといけないっていう制約はなく、舞台の上で何をやってもいい。おしゃべりだったり、ただうろうろしてたり、っていうのも許される感じになったんです。そうすると逆に表現してない瞬間はないっていうか、今から「はい、表現はじまります」という感じじゃなくて、もともと世界は表現に満ちていて人間はそこに参加しているんだ、っていうことに気づいていく。そうすると何かつくるという意味もずいぶん変わってくる。もっと参加していくとか、自覚が深まっていくというか。自分がいるところからどんどんおりていくというか、いろんなつながりが自分の体の下の方から感じられるようになって、音楽的にも表現的にも下におりる経験を私はしたんだと思います。

三輪：今おっしゃったことは、すごくよくわかります。自ずと表現が生まれてくるという感じでないと共創にはならないですね。コラボレーションにはなりますが。私は、西さんにも協力していただいて、手のひらと手のひらをともにあわせながら即興的に表現を創りあっていく「手合わせ表現」を計測したことがあります。そうしたとき、コラボレーション(collaboration)的な表現と、コクリエーション(co-creation)的表現すなわち共創表現とでは身体の三次元的な動きの様相が異なるのですね。そこでこれをより詳しく調べるために、手合わせ表現を一次元の動きに単純化して捉えることが可能な装置を開発し、それを用いて計測、解析してみました。そうしたところ、表現の共創が起きている時には、驚く

べきことに、カオス的な運動を双方でつくりあっていることが見い出されたのです。カオスというと秩序がなく混沌とした印象を与えますが、そうではなくて、カオスには秩序と無秩序が内在する構造、すなわちカオスアトラクタが存在することにその特徴があります。つまり、共創表現にカオス性があるということは、一様ではない、多様なつながりが創造的、持続的に生み出され深化していくようなダイナミクスが人間のうちに存在することを示唆するものです。このようなカオス性は、少し飛躍しますが、場の感性、場の気づきといったことにも関係しているのではないかと私は考えています。いずれにせよ、共創表現における即興性や同時性、相補性などを、内側から明らかにしていく有力な手がかりを得たように思われ、今後、さらに詳しく調べていく予定です。一方のコラボレーション的表現では、このようなカオス性はあらわれません。

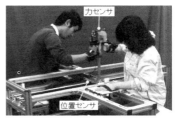

手合わせ表現計測システム

## 07 のりしろづくり

秋田：今の日本のコミュニティは、基本的に地図の上で区切られた囲いの中にあると考えられています。その囲いには、必ず役所があって、学校とか病院、町会、地域組織といったものが象徴的なものとして配置されている。もちろん地域性は大事ですが、ローカルであるということは地縁関係だけではないと思うのですね。應典院の場合、テーマによっては中部や九州から来る人もたくさんいた。東京のアーティストが2週間お寺に泊まっていくこともあった。その人たちにとって、應典院のアドレスがどこかなどは重要ではなくて、何がそこで育まれているかという、場を

中心にしたローカルコミュニティがあったと思います。

　さっき仏教の無縁の話をしましたが、現代社会では無縁は、縁なき人、関係なき人を言います。でも縁なきところから誕生も存在もないわけで、正確に言うなら「無縁」は、「絶縁」です。縁が絶えたのであれば、ではどう結べばいいのか、という「結縁(けちえん)」になる。これも仏教では「仏と縁を結ぶ」意味がありますが、それを社会との縁、支えあいや助けあいの縁と置き換えてもよい。そういう結縁をしていくためには、いきなり接合できないので、そこには関係ののりしろみたいなものが必要になります。應典院はそういう場所なんでしょう。出会いとかつながりとか、のりしろが厚いほど強固なものになる。いや、のりしろがしっかりしていれば、あとはこちらが仕掛けなくても、参加者によって自動編集がはじまっていくような感じがしています。

三輪：のりしろというのは言いえて妙ですね。自動編集もそうですが。たしかに、自ずからという感じですね。

秋田：應典院という場にみんなが相互乗り入れしてきて、どっかで縒りを合わせていくのをずっと見てきた感じがしますね。一定の器とかは用意しているんですけど、それ以上こちらが操作しない。自分たちで関係のデザインが進んでいく。大切なことは、場がそれをしっかり保証しているか、受け入れているかという点です。のりしろは、外から見えないが、根元を支えている。場所の機能というより、態度の問題です。

本間：場所にもいろんな意味がありますよね。場所じゃない場所、たんなる地図上の場所じゃない場所というか。たとえば古くは大学や学問所も、もともと宗教とのつながりがあったためでしょうか、街の中にあるけれど街には属さないという特別な場所であったと思います。そういう意味での場所には、そこを守るコミュニティもあったと思うんです。無縁所の話もそうですけど、そういう場所じゃない場所はなぜなくなっちゃったんでしょうか。病院もそういうところがあると思うんですよね。宗教施

設と病院は、本当は無条件に人を受け入れないといけない。行き場を失った人たちを、どんな事情があっても犯罪者であっても受け入れないといけないと思うのですが。

秋田：お寺の原点は「学び」と「癒し」と「楽しみ」っていうのが、私の自説なんです。近代的に言うと「教育」と「福祉」と「芸術文化」になりますが、かなりニュアンスが違います。日本の仏教において、中世の聖たち——聖というのは寺の住職ではなく、各地を遍歴して布教した下級の僧のことですけど——彼らの活動を見ていたら、ときには文字を教え、薬を煎じ、念仏踊りをして楽しませたみたいな、「学び」「癒し」「楽しみ」というのが渾然一体となっていたところが面白いですね。そしてそれを宗教的人格として高めたのが聖の魅力だったんだろうけど、最初から分業化、専門化されていなかったという点が大切かと思います。

　お寺もそうであって、学びや癒しや楽しみが入り交じりながら、仏の慈悲によって包摂されるというか、そういう場のあり方だったのだと思う。あるいはそういう自在な場のあり方が、ローカルな魅力とか自覚、誇りをつくっていったとも思うのですが、近代になって、場が統制されるようになりますよね。国民国家の完成を目指す中で、教育や医療は国策として取り組まれ、制度やサービスが確立されていった。ある意味、芸術文化が一番埒外にあったのですが、それもやがて先進的なものほど権力によって管理されるようになる。東京の文化行政なんか見ていると、よくわかります。

　もともとあったローカルな場のあり方、学びや癒しや楽しみの多様なあり方が非常に合理化され、管理化されて、自在さを失っていきます。学校も家族も地域もきれいに整理されすぎて、カオスがないんです。だから、人は場所に目的とか成果しか価値が見い出せなくなる。場に対する感性が非常に退化してきていると思います。

## 08 表現としての儀礼

秋田：震災の年に、哲学者の内山節さんに應典院で話してもらったんですが、面白いことをおっしゃっています。日本人のコミュニティは西洋の人と違う。西洋は基本的に生者を中心に考えるが、日本人のコミュニティには、生者に加えて、自然と死者が入っている。自然や死者はものを言わないから、それとコミュニケーションするために様々な儀礼——内山さんは「祈り」という言葉を使いますが、私は「儀礼」という言葉を使います——を開発した。死者を遠ざけて分離するのではなく、最初から異質なものを受け入れていく感覚ですね。これは、日本人の共同体にはもともとあった祖型なんだと。

　こういう捉え方は應典院でもとても大事だと考えています。だって、最初はアートの空間だと思って来たら、入り口で地蔵さんや観音さんが迎えてくれて、目の前に何千というお墓が林立しているんですよ。意識しないわけにはいかない。ここに来ている若者たちがみなスピリチュアルな感性を持っているとは言わないですが、でもこういう光景に包まれたらふだん気づかないものに気づく。それが、誰のために表現をしているのか、という根本的な問いにつながってきます。

　小さな儀礼もあります。應典院では、演劇の仕込みが毎週のようにあるんですが、その日の朝一、作業がはじまる前に、仏さまの前に集まって、みんなで小さな儀式を行うんです。私が5分ほど法話をして、それから全員で公演の安全を願って、仏さまに祈りを捧げる。ささやかな儀礼ですが、それを15年続けています。

三輪：すばらしいなぁ、それ。

秋田：宗教行為は嫌だという人もいるんじゃないかと思っていたけど、ここの場所の特性として受け入れられている。1年でのべ1000人くらいと祈っていることになります。

私の法話もいろいろだし、若い彼らが死者なる存在を意識しているかはわかりません。でも、周りの環境も含め、表現という行為が本質的に抱えている宛先の問題、誰に向かって表現するのか、という問いが忽然と浮かび上がってくる感じですかね。舞台の前の緞帳が開くと、目の前にオーディエンスがいて、その観客こそ宛先なんだと思っているけど、じゃ、お寺の周囲にある無数のお墓は単なる風景なのかと言われると、ちょっと考え込んでしまう。そもそも朝一の祈りだって、相手はものを言わない存在だし、届けるべき相手はここには存在しない誰かなのだろうかと。

三輪：見えない観客みたいな。
秋田：そう。表現の持っているいちばん中枢にあるものが、ぐーっと浮かび上がってくる。そこに共振するんですね。

　　　毎年、お墓の中で詩を詠むというワークショップもやっています。毎月やっている「詩の学校」の特別編ということで、8月のお盆月に、詩人の上田假奈代さんが主催されています。

　　　まず参加者は本堂で法要を勤め、私の法話があって、それから蚊よけスプレーをして、夜の墓地に入っていきます。夏とはいえ8時頃には真っ暗ですので、懐中電灯を持って、静々と墓石の間を分け入って、銘々の場所で詩を自作します。お題が指定されるわけではないのですが、不思議にみな死者に向けて詩を書くんです。若い人には、直接的な死別体験がない人もいます。でも、どこかの記憶を呼び起こして、死者への思いを綴るんですね。震災の犠牲者とか、世界の紛争地や病原菌による犠牲者の話を書く人もいる。一般には遠い外国のことは、三人称の死であって、テレビの報道もひとごとのようなものとして映ります。でも表現を通すことで、つまり自分の感覚を自分の言葉で語ることで、ひとごとだった三人称の死を自分ごととして引き受けていく回路が生まれるんです。死者に衝き動かされて、詩を詠むということかな。

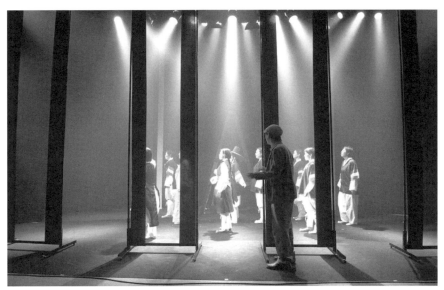

應典院での演劇公演。劇団May。

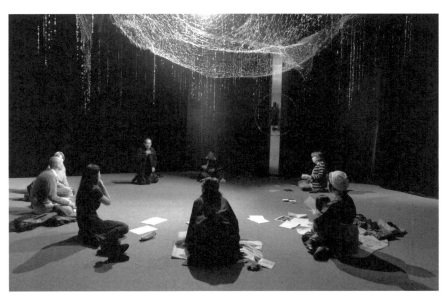

應典院「詩の学校」

演劇でも現代アートでも、この詩の学校も、この場所で起こる表現に通じているものは、そうした死者との回路だと思います。表現者たち自身も自覚していないかもしれないけれども、ああいった広大な墓地の光景や奥深い森や、あるいは一陣の風とか、様々な宗教的な記号の中で、死者と私たちは一緒にいる、死者とどこかで交流をはじめている、その一つの回路として表現はあるんだということに改めて気づき直すんじゃないかと思うのです。

## 09 死者のまなざし

秋田：死者のまなざしはあちこちにあって偏在しているのですが、それにどう気づくかは、こちらの受信体の問題です。誰もが内在しているのですが、それをどのように起動あるいは調整していくかは個々によって違う。普段は、そういうものには交通しないようオミットしてしまっているんですが、墓参りとか法事とか葬式になると、その受信体が一定までひらきます。多くは儀礼ですね。でも、そこからうまく応答できる人と、できない人がいる。概して中年男性はぎこちない（笑）。

そういう受信感度の高い人は、この社会が私だけで構成されているとは思わない。「おかげさま」という感性は、死者から贈られた多くの恩恵に対する感謝や敬意がある。自分の存在もそうして誕生してきたのですが、そこに気づくかどうかは、今後のコミュニティの運営にもすごく意味があると思うのですね。

現世主義って、過去は現在のためにあるのであって、現在のために過去の遺産はすべて食いつぶしていいという考え方です。欲望を自己実現という名のもとに充足させようとする。でも、それでは未来は立ち行かないです。資源は枯渇し、人材も育たない。過去に対し敬意を払い、慎ましく問いかけていくような態度が、本当は必要なんじゃないか、と思

うと、死者の存在はただ供養するだけではなくなってくるのですよ。私たちもやがて過去の存在になる。いずれ死者になる。そういう時間軸で、現在をどのように運営していくのか、というふうに考えると、死者のまなざしは現在の暴走に対するリミッターのような役割を持っているといも言えます。

三輪：もうすぐ3年になりますが、毎月1回、被災地である石巻、東松島に出向き、西さんをファシリテータとした、手合わせ表現を基本にした身体表現ワークショップを行ってきました。最初は、子どもたちが参加していても、お母さんたちは傍らで勝手に話しているような感じでしたが、だんだんと変わってきてお母さんたちも内側に入って参加するようになっていきました。その後しばらくしてから、そのお母さんと子どもたちが即興的につくった作品が実にすばらしかったのです。「花」という作品だったのですけど、つぼみだった花が開いてつながっていくということを内側からも外側からも出入りしながら、最終的にはみんな集まって来て、自ずと表現がつくられていきました。それは失われた石巻の自然を懐かしんで、各人がそれを表現するというようなものではなくて、みんなが自然に包みこまれると同時に、その場に自然が立ち現れてくるような作品でした。そして、近くにいる人だけではなく、離れた位置にいる人ともつながっているような感覚がみんなの中に生まれたのです。といって、即興ですので、最初からまとまった作品が演じられていたのではありません。だから、一見すると、みんな勝手に踊っているようにも見えるのです。けれども、みんながつながっているといった感じですね。それによって周りで見ていた人も自ずと巻き込まれていくのです。言葉をしゃべらない、自閉症の子たちも中に入ってきて勝手に動いている。

　自閉症の子が楽しそうに笑っていたり、一緒になって手を動かしたりなんかしている姿を、初めて見たというお母さんもいました。それまで

見えていて見てなかったのですね。お母さんたち自身も最初の頃と違って、身体がひらかれ、自分が自分であるといった実感を取り戻すにつれて、周りが見えてきたのだと思います。あるいは新しい自分が生まれつつあるのかもしれませんが。いずれにせよ、場の気づきというか、場の感性が上がってきているように感じられました。東京から来ている被災してない私たちにおいても同様のことが言えると思います。結果的にそのことが私たちと被災地の人たちとの間にある壁も取り払ってくれたように思います。

　では、みんなの身体がひらかれて場をつかむ感覚や感性が働くようになった背景には何があったのか、さらにはどのようにしてそれが可能になったのか。この問題に答えることは、今後、身体表現ワークショップをデザインしたり、実践したりしていく上で重要です。これに関して私は今、手合わせ表現を軸にしたファシリテーション技術に注目しています。これは通常のファシリテーションのように、課題全体を知って、能動的に個人個人を先導するといったものではありません。そうではなくて、ここでのファシリテータは全体を内から構想しつつ、場を耕し続けるのです。そして、あとは育つのを受動的に待つといった点に大きな特徴があると言えます。中動態的な位置に身を置くと言ってもよいのかもしれません。つまり、下から駆動するように参加者の主体性や潜在性を引き出していくといった感じですね。このようなファシリテーション技術によって、参加者の中から、自分もファシリテータをしてみたいという人が何人も現れてきたのです。結果だけを申し上げますと、今では現地の方がファシリテータ役を自主的に務めてくださるまでになりました。そして最近では、「参加者みんながファシリテータ」を目指して、西さんとともに活動を続けています。私はこのようなファシリテーション技術を「場のファシリテーション」とか「共創ファシリテーション」と呼ぶことにし、少し前からその方法やプロセスについて研究をはじめていま

す。

　お話を伺っていて思ったのですが、共創ファシリテータはある意味、死や死者の世界と生きている世界との間をとりもっているといった見方ができるのかもしれません。霊性、これを内山節さんはたしか、生命性という言葉で表現していらしたかと思いますが、そういった目に見えない働きの担い手としての役割をファシリテータが果たしているようにも見えるからです。

秋田：それはすごくコンテンポラリーな表現だと思います。應典院での表現も非常に現代性が強いのですが、伝統仏教の世界では、表現は基本的にすでにパターン化されているんですね。洗練された儀礼というかたちができてしまっている。だから、そこに参加して自由に表現してくださいというわけにはいかない。悪く言うと形式的で、形骸化されている。そういう表現は遅れた表現で、役割は終わったとか言われるのですが、本当にそうなのでしょうか。

　東日本大震災の被災地は、曹洞宗のお寺が多いんです。地域とお寺の日常からの信頼関係があるということが前提なんですけど、被災された方々の葬式や仏事に対する思いは非常に強いです。お坊さんなら誰でもいいんじゃない。やっぱり菩提寺の住職さんにお経を上げてもらわなくては、浮かばれない。四十九日があって、満中陰があって、お盆・彼岸があって、一周忌があって……。儀礼は延々と繰り返されていく。死者が本当に死者として認定されるには必ず儀礼がなくてはならないのですね。

　あるいは地元の郷土芸能とか祭礼がどんどん再生されていく。今まで関心を示さなかった若い世代も入って、自分たちの失われたコミュニティの復興を目指していく。こういう郷土芸能も一種の儀礼ですね。長く伝承されてきた様式があるという点が大切です。

　表現というと、固有のオリジナリティがあるのがよいと考えがちなん

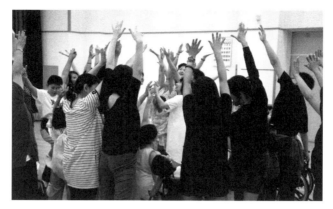

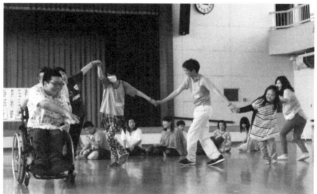

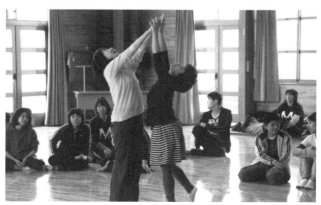

手合わせ表現ワークショップ（石巻支援学校、東松島市赤井市民センター、他）

ですが、ここでは逆で、むしろ表現は変化しない。変化しないで、昔から地域に受け継がれてきたエートスですね。そういう長い伝統に接続することで、初めて人々は安心とか安寧を感じるのではないでしょうか。

　ある意味、死者とともに生きる決意をするということです。

　そういうものを端緒として徐々に日常を回復していくことが、本当の復興に近づいていくことだと思います。

## 10 ｜ ただなぞるのではなく

本間：すこし話が変わりますが、私は、臨床哲学っていうヤクザなことをやっていて、基本的には何も持たずに現場で感じたことだけで考えていきたいと思っていて、今もそうしているんです。でも、素手のままだと、ときどきどうしていいかわからなくなったり、世俗のいろんな問題に自分が負けちゃうんですよ。私自身は、もともと哲学の古典が好きなんですね。古典はさっきおっしゃった形式化された儀礼と同じだなと思ったんです。たしかに現場で対話をはじめたら本当に即興しかない。つまり感度をあげてその場で「もうこうしかない」っていう反応を繰り出していくしかない。他方、古典っていうのは、古典になるまでものすごい時間の蓄積があるわけですけど、現場での即興の知恵を非常に見事に圧縮していて、それをなぞると、なるほど素人でも何か考えたという気にさせる何かがあるわけですよね。たいがいは、研究者ですら、なぞっただけで「ああ考えた」と満足してそこで終わっちゃうんです。でもそれってやっぱり形式で終わっているわけです。だからさっきの話もなぞるだけじゃだめなんですよ。なぞりながら、その感覚を使っていかないといけない。その先があると思うんですよね。だから現世とか世俗っていうのはいろんな力にまみれているから、たとえばさっきの本当は死んだと思えないとかね、そういう自分の欲望とか、そういったものに人間って負

けちゃうと思うんですよね。いったん一定の形に沿って体を使ってみることで、そこでようやく自分というものを取り戻して、本当の意味で出会うっていうか、そこで新しい体の感覚で向かいあう、そういうことがあるんじゃないでしょうか。

秋田：江戸時代に「大阪七墓めぐり」というのがありまして、大阪市中の七つの墓地を群れになって、夜通し巡るという民間信仰なんですが、それを復活させようというアーティストがいます。七墓は文献で調べることはできますが、現在はほとんど開発されてしまい形を残していない。でもかつてそこに墓地があった記憶は再生できるはず、と数年前からお盆の時期に歩いているんですね。

　その一つが、京橋のガード下にあって、高い塀に囲まれていますが、共同墓地のようにひっそりと残っているんです。20人くらいで行って、お墓にローソクを供えて、私がお経を上げて、そこまでだったら文字通り復活だったんだけど、続いて、即興楽団ウジャのナカガワエリさんが入ってきて唸るようにパフォーマンスをしたんです。あたりは静寂な墓地でしょう、けっこうハラハラするところもあるわけですね。

　一つ間違うと、こけおどしになってしまう。昔の伝承をなぞりながら好きなことやっているだけと見られる行為かもしれないですが、私の儀礼を下地にして、そこに新しいパフォーマンスで上書きするような実験だったのかもしれない。なぞりつつ、つくりなおすというか。最初は地元の人が「何やってるんや」とけんか腰だったのが、だんだん「知らん人がお参りしてくれてありがたい」と軟化していったのが面白かったです。

本間：下手したらこけおどし、っていう感覚もすごくわかります。そのある種の危うさが大事だと思います。でもみんながこけおどしじゃないと思っていて、みんなが、感覚をひらいてその場にいるからこそある表現が生まれる。誰かがそうしなさいと指示しているわけでもないんだけれど、集まってきた人どうしがなんとなくそういう雰囲気をつくりあって、あ

る場合は自由に表現できるし、ある場合は厳かな気持ちになれる。これが面白いなと思うんですが、それが儀礼なんですかね。みんながそういう気持ちで集えるような、ある種の体のコンディションを伴って他の人と関われるような状況を生み出すための手続き、手順みたいなものが儀礼だったり三輪先生の場合はワークショップをやるときのプログラムとか、あるいは回数を重ねながら場をアニメートしていく技だったりするのかなと聞いていて思いました。ちなみに私は「ファシリテーション」という調整機能よりも、息吹、魂を与えるという意味の「アニメーション」ということばの方を好みますが、三輪先生の場合はダンスをされる方がそれをやってますし、秋田住職の場合はお坊さんがやっているので、そうするとその二人の役割は一緒っていうことになるんでしょうね。

## 11 お坊さんが一人座っているだけでいい

秋田：應典院に死別体験者たちが集まる会をやったことがあります。自死で家族を喪った人とか、定期的に集うんですね。せっかくですからお坊さんも中に入って、一緒に分かちあいましょうとか言われて参加したんですけど、これがいたたまれないんですね。みなさんの語りがあまりに凄絶で、自分なぞ何も言えない。いるだけでいたたまれないのだけど、でもその中の方にこう言われました。「こういう場に袈裟をかけたお坊さんが一人座っているだけで、私は救われる。何も言わなくていいから座っていて」。

三輪：東北地方の山間部には「おいとけさま」と呼ばれる木彫りの座像があって、二人きりになった時に、シーンとなって気づまりになったときに、それを押入れの隅からだしてきて二人の前に置くらしいのです。そのあと、二人はおいとけさまに向かって話をする。それによって自然に場がなごんでいくといったお話を、別役実さんが書かれた本で読んだことが

あります。この話は別役さん流の超民族学による作り話らしいことを後で知ったのですが、実際に、このようなものや、ことがあっても少しもおかしくないわけですよね。おいとけさまには機能的な価値は何らなくて、何も言わずにただ座っていることだけに意味がある。存在としての価値があるわけです。この場合、おいとけさまは、沈黙を通じて、場のファシリテーションをしているとも言えるような気もします。おいとけというのが「放っとけ」という意味で、これが仏さまの前駆的な存在だと書かれているあたりにも、真偽は抜きにして、この本の面白さがあるのですが……(笑)。

秋田：位牌っていうのはそういうものなんですよ。信州のあたりはお盆に迎える時に亡くなった人の位牌を食卓に置くんですって。で、家族で一緒にいただきますと、いるものにするんだって。何かをそこに依り代としておくことによって、そこに託していくというか、そういう代替する装置っていうかな、そういうものがかなりあったと思いますよ。仏壇も墓も基本、そういう場ですよね。

三輪：それと似たような話が、私たちが20年ほど前に行った植物の実験の中にもあります。水の入った容器の中に二個体の幼根を近づけて設置しておくと、根はもともと自身の周りに環境からの働きを受けてそれぞれ異なる電場を創っているのですが、それが一つの共通の電場になるように生長を通じて相互に調整しあいます。その結果、一方が先に少し成長すると、もう一方がそれに追いつくまで待つといったことを繰り返しながら、仲良く成長していきます。場の統合と崩壊を繰り返すわけですね。でも、三個体になると、二個体の時とは異なった振舞いを根は示します、三本のうち、二本の根は仲良く生長していくのですが、残りの一本はそれだけ取り残されたような感じで、一緒には生長していかないのです。では、そのような状態の時に、その取り残された根を容器から取り除くと、残された二本の根はどのように振るまうでしょうか？

実は、残された二本はそれまで築いてきた関係を崩して、空いた場所を奪いとるかのように自己中心的に振るまいはじめるのです。これを学会で発表した時に、高名な先生から、「子はかすがいですね」とか言われて、そうか、そういう解釈もあるのかと思いました。一見、取り残されたように見えた個体の根は、「存在すること、あるということ」に意味があったのかもしれないと。実はこのことがある意味、起点となって、「共存在、ともにあるということ」からコミュニケーションを捉えなおすことの重要さが腑に落ちたといってもよいかと思います。位牌のお話を聞いて、「ともにあるということ」の表現の奥深さを感じました。

本間：私はやっぱり人間の身体的存在っていうのがすごく大事だと思うんですよ。生きた体でもいいし、それを模した仏像でもいいと思いますけど、身体的存在がそこに現れているっていう……。その三つ目の植物もそうですけど、機能というか、アピアランスというか、「現れ」って見られるものですよね、単にあるわけじゃなくて、そこにあることがまさに現れているんですよね、そういう現れとしての身体というのがすごく大事じゃないかと。

秋田：だから、剃髪と袈裟は重要なんだ（笑）。

本間：ダンスとか祈りとかも手順じゃないと思うんですよね。そこに存在する、服や衣装もそうじゃないですか、飾りじゃなくて服を着るところからすべてはじまって、服を着ていく中でそういう心地になっていくし、そこからはじまると思うんですよ、すべてが。想像で言ってるんですけど。

秋田：そのとおりですよ。儀礼の装束ってそういうものだし。

本間：だから儀礼というよりも、ある種の表現、アピアランス、見られる、感じられるっていう表面・表現の層にみんなで入っていく。そこを最初に入っていくのは、ダンサーであったり、お坊さんであったり、場合によってミュージシャンだったりすると思うんですけど、そういう見られるもの、感じられるものとしての身体的存在というのが核にあるんじゃ

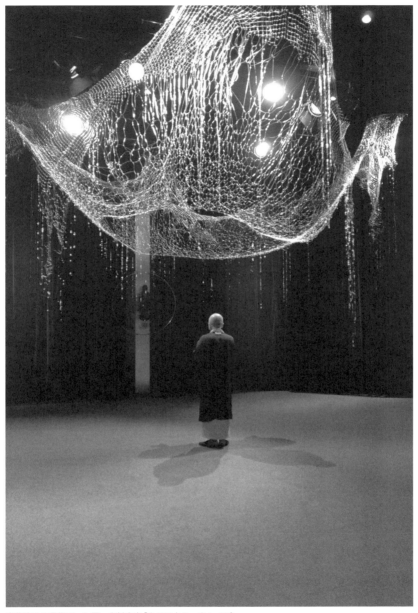

應典院での現代アート展。木村幸恵「クリスタル・キャノピー」

ないでしょうか。その人が何をするってわけじゃないけれど。

秋田：何もしないけどいるって、すごいことなんですよね。でも、何もしないでいつづけるには、断念することが必要じゃないか、と思います。

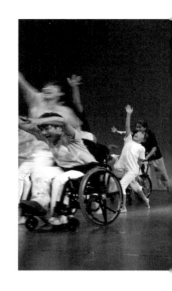

　お坊さんは喋ってナンボみたいな人が多くて、私くらいの中高年になると頼まれてもいないのに、説教しはじめる人って少なくない。一方で若い僧侶、30代前後で、仏教の世界ではまだ子ども扱いされているような若僧がいたら、どうか。さっきの自死遺族の会なんかで、本当にお坊さんらしいと言われるのは、決まって後者なんです。

　理由は明らかで、中年の僧侶は布教しようとするので、相手との関係は上からなんです。何とか解決できないかと、自分の知識、体験を総動員して答えを持ちかけてくる。逆に若い僧侶は、経験がないので、そんなことはできないから、ただそこにいるしかない。布教を断念しているんですね。経験的にも、また関係的にも布教なんかできない。そう断念して初めて、「いればよい」という自分の立場が受け入れられる。これが断念できない中年僧侶は何とか、布教しようともがくわけですよ。

　もちろん僧侶の本分は布教であって、それを放棄しろということじゃない。でも、言葉に捉われすぎて、僧侶という身体的存在が自覚できにくいとしたらそこは問題だと思うのですね。断念することで存在が見えてくるというのは、とても示唆的だと思います。

三輪：私は、被災地の石巻や東松島に通いはじめた半年くらいは、何をしに来ているのか、何故、このワークショップの現場に今、自分がいるのかがさっぱりわかりませんでした。本当にわからなかった。1年経っても何

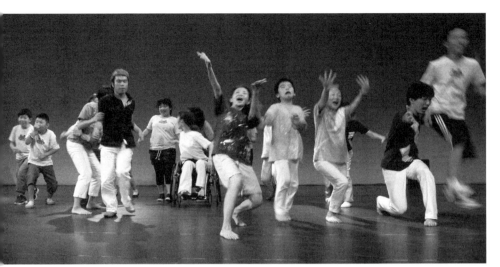

手合わせ表現ワークショップ（せんだいメディアテーク）

をしに来ているかつかめないままでした。一方で、ここまで来たからには、何かしなければいけないという思いで一杯になる。共創とかコミュニティづくりの研究やそれを支援するメディア技術をこれまで研究、開発してきたのだから、何かお役に立てるはずだと思ったりもするわけです。しかし、どうあがいても、その場に自分の存在を位置付けることができませんでした。そんなあるとき、ワークショップの最中に、自閉症児の横で、何をするわけでもなく、ただぼんやりとその子が言うことに耳を傾ける時間を過ごしました。その子は、同じことばかり何回も言う。これなんだ、これなんだと何度も訊ねてくる。それに答えるのでもなく、ただじっと座って聴いていたのですね。そのときくらいからですかね、何もしなくてもいいのだという感じがしてきたのです。何もできなくていいのだ、今、ここにいるということでいいのだという感覚が突然のように芽生えてきました。それを機に、私の中では、居場所が見つかったような気がして、少し安心できるようになりましたね。自分自身

が変わらないとだめだということの本質が少し理解できました。

　ここに来ている自閉の子どもたちから、私は、ある種、存在の透明性のようなものを感じます。それによって私はしばしば、感性を揺さぶられることがあります。また、ある自閉の子どもは彼の行動、振舞いを通じて「見えない身体」というものが誰の中にもあることを気づかせてくれているように思います。「見えない身体」は意識に上りませんから、それがどこにあるのかとか、どこから来るのかとかはよくわかりません。しかし、それはワークショップの現場において多様な人々の違いや差異を包み込むような共存在感覚——これを私は「インクルーシブセンス」と名付けています——を生み出す上で欠かせないものなのではないでしょうか。ここで問題とされていますような死者との共存、共存在の場の創出においても、見えない身体の働きやインクルーシブセンスが必要になってくるはずです。手合わせ表現のワークショップは、このような感覚、感性を耕していると言ってもよいでしょう。

**本間**：そこでは存在のダンスや存在の律動というものが育まれているのかもしれませんね。そして身体といっても、個々の身体機能に閉じ込められるものではなく、むしろそこから解き放たれてともに結ばれていくような身体の変容が経験されているのかもしれません。自分自身が変わる、と仰ったのはそういうことではないでしょうか。また、前半の話題にあった死についても、それは生の終点や身体機能の停止としての死ではなく、私たちの視線の方向を向け変えて、私たちの生や存在の意味と感覚を際立たせる転回点ではないのか、そこに芸術も宗教もずっと着目してきたのではないか。そんなことをお二人のお話を伺いながら考えました。どうもありがとうございました。

　　　　　　　　　　　　　　　　　　　収録日　2014年7月27日

**三輪 敬之（みわ よしゆき）**
早稲田大学創造理工学部総合機械工学科教授。工学博士。1976年早稲田大学大学院理工学研究科博士課程単位取得退学。同大学助手、講師、助教授を経て、1986年理工学部教授、2007年より創造理工学部教授、現在に至る。共存在のコミュニケーション技術、共創表現メディア、植物のコミュニケーションなどの研究に従事。日本機械学会フェロー、AMC学会、ヒューマンインタフェース学会などの会員。2010年ジェノバにて、Shadow Awareness Ⅱ Dual2010を上演、総指揮をとる。2012年より石巻市、東松島市でインクルーシブな身体表現WSを実施。共著書に『場と共創』（NTT出版）、『ワボットのほん―ロボットの進化と人間の未来』（中央公論新社）など。

**秋田 光彦（あきた みつひこ）**
浄土宗大蓮寺住職、應典院住職。明治大学文学部演劇学科卒後、映画「狂い咲きサンダーロード」「アイコ16歳」などの製作、脚本にかかわる。1997年に劇場型寺院應典院を再建、アートやNPOとの協働を進め、日本で一番若者が集まるお寺として知られる。パドマ幼稚園園長、相愛大学客員教授。著書に『葬式をしない寺-大阪・應典院の挑戦』（新潮新書）『今日は泣いて、明日は笑いなさい』（メディアファクトリー）、共著に『仏教シネマ』（文春文庫）がある。

**本間 直樹（ほんま なおき）**
大阪大学コミュニケーションデザイン・センター准教授、文学研究科兼任。臨床哲学を専門に、哲学対話の方法論と実践、こどもの哲学、身体論のほか、映像、音楽コミュニケーションの実践的研究に取り組む。2005年にCaféPhiloを開設、哲学カフェなどの対話活動を推進する。主な業績として、『ドキュメント臨床哲学』など。

# 第 2 章

　第2章では、「生者と死者の共存」をテーマに、5人のインタビューを収録した。語り手たちは、世界的に活躍する映画監督、東北を拠点に様々なプロジェクトを展開するアートプロデューサー、犯罪被害という深い悲しみと向きあいながら事件や自らの経験を伝える文筆家、ホスピスケアに取り組み続けるがん看護専門看護師、緩和ケア病棟やハンセン病療養所などでプロジェクトを実施する美術家らである。
　ここで語られる実践、そのありようは実に多様だが、いずれも、そこで生と死はひとつながりのものとしてある。
　私たちは誰もが、遺された者として生きる存在であり、やがて死にゆく存在である。生と死は、絶対的な隔たりを持つものであると同時に、混ざりあい隔たりを持たないものでもある。遺された者はその生の中で繰り返し死に触れていく。しかしそのとき、死は決して暗く恐ろしいものとしてだけあるのではない。死者に支えられ、生きている。その実感を暮らしの中に持つことができた時、死は生とともに、生に豊かさをもたらしてくれるものとしてあるのではないだろうか。

# いのちは自分だけのものではない

河瀨直美（映画監督）

×

聞き手
秋田光彦（浄土宗大蓮寺住職、應典院住職）

## 01 | トンネルさん、絶対映画にします

秋田：最新作の「あん」が間もなく公開ですね。どんな映画ですか。

河瀨：「あん」は、樹木希林さん演じる徳江さんが主人公の映画です。彼女は社会から50年近く隔離され、療養所の中で暮らさざるをえない人生を送っていますが、そのことは映画の冒頭では見せないんです。彼女がハンセン病であったことも、中盤以降から、徐々に見えてくる。千太郎やワカナも、社会にうまく順応できなくて、なんとなく排除されてしまっているような人たち。千太郎はちょっと前に傷害事件をおこして、どら焼き屋の雇われ店主をしている。ワカナも、伸び盛りの中学生なんだけど、周囲とうまく馴染めない。そういう疎外感を生きている人たちが、ちっちゃなちっちゃなどら焼き屋さんで出会う物語です。

　一人ひとりの事情は、人から見るとすごく些細なことだったりする。些細ではあるが、その人にとっては格別の意味がある。桜もそうです。映画の冒頭にもエンディングにも桜が出てくるんですけど、誰かにとっ

ては些細なものでも、その人にとっては極上の美、味わいがある。そういうものを伝えていく映画だと思います。

秋田：私も拝見しましたが、桜が四季を通じて出てくるのが印象的でした。

河瀨：桜の美しさは、日本人の美的感覚を象徴するものだと思います。本当に満開の時期はたった２日程で、それ以外の１年間はずっと力を溜めてバッと咲くようです。その儚さは、四季が移ろう私たちの国には必ず存在している美的感覚です。作家の石牟礼道子さんがある短編で、生まれながらにして障害を持ってしまった子どもが、桜がふわって散っているのを見て、その桜をね、指で土にねじるんです。本当は撫でてるんだけど、ねじりつけているように見える。しかし、極限を体験した者が見た桜の美しさはいかばかりか……というようなことを書かれているんですね。映画の徳江さんもその美に魅せられた人だったのでは、と思います。

　国立ハンセン病療養所多磨全生園というところが舞台なんですが、はじめて国立の療養所が映画撮影を許可したんですよ。入所者たちが手植えをした桜が見事でね。自由を勝ちとりたかった人々が、剪定をしないで育んだ枝がすごい存在感でした。その桜に託した想いみたいなものがあるんだろうな。

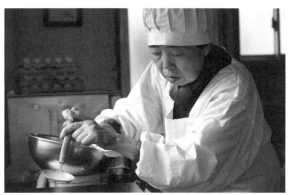
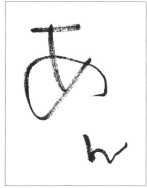

『あん』©2015 映画『あん』製作委員会/COMME DES CINEMAS/TWENTY TWENTY VISION/ZDF-ARTE

秋田：これまでの監督の作品を見ていると、ある種の懐かしさとか郷愁を感じます。ノスタルジーとはちょっと違って、何か失われたもの、ここにはいない誰かの存在やまなざしを、画面の端々に感じる。そもそも映画ってそういうものではないかと。

　私は、映画は映画館で見るべしという主義なんです。DVDでは映画を見たことには入らない。映画と向き合う作法のようなものじゃないかと。映画館は日常から遮断されます。携帯もパソコンも、余計な情報を入れないで、ただ沈黙しているのが大切なんだと思います。映画は暗闇の光の動きですよね。いったん視野を消して、新たな光の中から、見えなかったものを浮かび上がらせる。映画の本質ですけど、とりわけ監督の作品では、あちこちに失われたもの、あるいは置き去りにされてきたもの、そういったものが姿を現してくるように感じます。

河瀬：そうですね。私は小さな頃から、「死んだらどこ行くの」って周りの人に聞くような子どもでした。あちらの世界があるのかないのか、あるとしたらどんなところなのか、そういうことに興味があったのかもしれません。10代の頃のずっとバスケットボールをやっていた時でも、そういう感覚があった。バスケの試合の最中、タイム表示が一刻一刻過ぎてゆく、それを見ている時に無性に泣けてきた。試合に負けているから泣いてるんじゃなくって、コートに立つ時間が刻々と失われていくこと、それが切なくて……。それが何なのか、当時はよくわからなかったですけど。

　18歳から映画制作をはじめますが、デジタルじゃなくて、私は幸運にもフィルムで映画を学んだ最後の世代なんです。フィルムは光を調整して、露出をしっかり合わせるということをやらなくちゃならない。人間の目は瞬時にそれをやってしまっていますが、映画ではカメラの目がそれを計測するわけですね。テクニカルな仕組みを教えてもらえて、「あっ、そういうことなのか」って得心した。光があるから色があるん

だって思えたし、じゃあ世界もそうなんだと。実は「あん」の中で言っていることなんですが、自分がいるから世界は存在しているということがわかったんです。

　ところで「萌の朱雀」を構想中、奈良の街を歩いていたんですね。そしたらあちこちに由緒を書いた立札があって、ここはこんなお姫さまがいたとか、こんな物語があってね、みたいなのがたくさんあるんですよ。

秋田：奈良は多いでしょうね、とくに。

河瀬：そうですね。ここに流れている川はいったいどこから来て、どこに流れ着いてるんだろうって、映画をはじめたことで自分の町にある歴史とか物語とか一気に自分の中に入ってきました。旧市街には暗渠になっている川や、橋の跡とかもあって、確かにそこにあったのだけど、今はあったことさえわからない。長編1作目は、そんなことを題材につくりたい、って思っていました。そんな映画が撮りたいと漠然と話していたら、ある人が西吉野の村にトンネルの廃墟があるということを教えてくれたんですね。五新鉄道っていうのを通そうとしたけど、昭和の国鉄民営化で中止になった、電車の通らなかったトンネルがあると。それが、私のテーマをすごく具現化してると思ったんです。

秋田：あのトンネルからはじまったんですね。なるほど。

河瀬：すぐに行ってみたんですが、トンネルがぽっかり穴をあけてて、その前に立ったら、向こうからすごく冷たい風が吹いてきた。夏だったので余計に感じたのだと思います。こっち側とあっち側みたいなふうに思えてね。うわ、これはもうって。もちろん誰もいない。一人で行ったんですけど、「トンネルさん、絶対映画にします」って約束していました。

秋田：映画でも非常に印象的でした。

## 02 | こっち側とあっち側

秋田：今、こっち側とあっち側っておっしゃいましたけど、近作の映画「２つ目の窓」でもそういう二つの世界が行き交うのを感じました。自分が宗教者だからでしょうけど、スピリチュアルなもの、霊的なものにとても惹かれます。もう一つの世界ですね。それがあるかないかの実証は別と

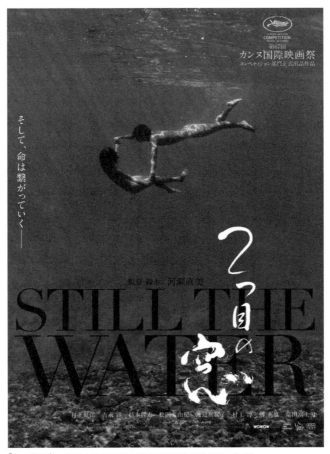

『２つ目の窓』©2014 "FUTATSUME NO MADO" JFP, CDC, ARTE FC, LM.

して、そのことを確信したり、望んだりした時に、向こうから照射されるようにして今というものが変化していく。そこに、存在のやわらかさとかたくましさを感じます。

　近代合理主義というのは、見えないものは存在しないと否定してきました。こっちの光の当たっているものは大事にするが、あっちの暗闇はないものとしていく。でも、暗闇があるから光が輝くように、あちら側があるからこちら側が存在するのであって、「2つ目の窓」でもそういう相互的な関わりがとても丁寧に描かれています。

　常田富士男さん演じる老人がそうですね。現代の高齢者は医療や福祉の対象として見られていますが、ここでは自然の語り部のように描かれる。弟子を導く導師のようでもあります。老いに対する畏れを尊敬から学ぶというか。奄美にはそれが残ってたのかな。あるいは監督だからそれを見つけられたのでしょうか。

河瀬：残っていると思いました。奄美には2008年に初めて足を踏み入れましたが、そのときにまさに八月踊りをやっていたんですね。御霊祭も残ってますし、シャーマンといわれるユタ神さまが、もうあちこちにいらっしゃって。島の人はみなさん、今日は私はなになに神さまに行くんだと日常的に話している。

秋田：あ、神さまのファンがいるわけだ (笑)。

河瀬：そうなんです。なんか調子悪くなったら、まずユタ神様のところに行って、障ってないですか、みたいに相談する。ユタ神様も、神経の細やかな人たちがやってらっしゃって。精神を患っていた人がいるらしいです。その人たちいわく、神様になる前は自殺を考えたこともあったそうです。でも、ユタ神様として生きていくと決めてからは、そんなこと考えなくなったと。

秋田：自分がユタ神だと自覚するのは、人によってまちまちなんですか。

河瀬：まちまちです。で、突然なるんです。

秋田：降りるっていうかんじですか。

河瀨：はい。ですからやはり「騙している」みたいな声は一部にあります。自分の家族がユタ神様になると、差別の対象になることもある。それで、なることを拒否してると、しんどくなってきて、そういうことを乗り越えて、ユタ神様になった人は声高らかに「私は半分神様、半分人間です」と宣言する。こっちとあっちを媒介しているんだと。

　映画の舞台になった奄美というところは、一本の木、ひとつの石ころにも神様が宿っているから、あらゆるところに信号が出ているというんですね。私も感受性が強いほうやから、それを聞いてからロケハンに行って、ここらへんちょっとなんかやばそうっていう、あるじゃないですか（笑）。急に波がざばーっときたりすると、あ、これはお告げやな、こっから先行ったらあかんねんや、とかね。そんなことがすごくあります。奄美は風葬をしていた場所も遺っていて、墓地が天国につながる場所という意味の名がついていたり。そこでは人骨がさらされてもあるんです。

秋田：自然に還っていくみたいな感じですか。

河瀨：そうですね。奄美には、ユタ神様と、ノロ神様がいらっしゃって、ノロ神様は沖縄からきた世襲の神様だそうです。血の流れで引き継がれている。

秋田：それは職業なんですか。

河瀨：職業というか、ユタ神様は誰でも突然なるので、わりと身近なんですけど、ノロ神様の方は血で継承されることもあって、少し怖がられてるんですね。

　奄美は初めて行ったとき、4歳になる息子と一緒だったんですけど、道ですれ違ったおばさんに「あんたたちだったのね。昨日夢に出てきたのは」って。私はノロ神様のお墓、風葬地に行こうとしてたんですが、子どもは絶対行かない方がいいと言われて。ノロ神様ってガジュマルの

木の根っこに絡むようにして埋葬するんだそうです。そのおばさんが熱心に言うので、あーこれは行ってはいけないんだと思ってやめました。そんなことがありました。

## 03 役割をもらってそれを形にさせてもらってる

秋田：八月踊りはもちろんですが、母親の亡くなる枕元で島唄が歌われたり、ヤギの屠殺場面も二回ありますね。あちこちに儀礼性をすごく感じました。時間が過ぎれば終わるセレモニーの儀式と違って、その風土とか習慣とか生活すべてを集合した儀礼のようなものですね。映画の終盤、少年と少女がセックスするシーンもある種の通過儀礼なんだろうと。海中で戯れる美しいシーンも、そうです。儀礼を通して、生まれ変わるというか。

　さっきのあっち側とこっち側でいうと、儀礼って、あちら側と交感するための道筋ではないかと思うんですね。私たちの社会ってこっち側、つまりわれわれ生者だけで決定していいんじゃなくて、あっち側と交流しながら決めていかなくちゃならない。でも、あっち側はものを言わない。もの言わぬ人たちの言葉に耳を傾けるために数々の儀礼がつくりだされた。実は、監督にとってあの映画を撮ることも一つの儀礼なんじゃないかと思うぐらいです。

　あらゆる表現の原初はそういうところからはじまるんじゃないかと思うのですね。見えない誰かとつながるために表現されるのであって、「アートミーツケア」って、そういうことなんじゃないかって、應典院やってきて思うのですけど、いかがでしょう。

河瀨：すごく共感します。私は、なぜ映画に出会ったのか、よくわかんないんですよ。映画が大好きだったわけでもないのに、どうして映像表現に身を置くようになったのかと問われても、映画の神様が舞い降りてきたと

しか言いようがない。

　今、46歳ですけど、40歳を超えてから、とくに「２つ目の窓」を撮ってからは、私を育ててくれた養母が亡くなったことで、つないでくれていたものがこちら側にはいなくなっちゃったんですね。そこから先が余計に、私が撮ってるというよりは、役割をもらって、それを形にさせてもらってるみたいに思えてならないです。

　「２つ目の窓」の撮影時、奄美に２ヶ月半もいると、カレンダーを忘れて月の満ち欠けで暦をさぐるようになる。自然と一体になれている時間の中に自分が存在させてもらってる、という感謝の気持ちがめばえるのです。だから撮影中、問題がおきても、「きっとなんとかなる」って思えた。

　八月踊りの行事は、何十年かぶりに巡ってきた、満月の日曜日の夜でした。近年サラリーマンとして働く人が多くなって、満月に行っていた行事を満月ではない日曜にするようになっていた。日曜と満月が重なり、そこに撮影隊がやってきた。こんなうれしいことはない、と村の主が言ってくれました。最後の海中で泳ぐところも、凪じゃないと撮れないんですよ。波がちょっとでもあると、下の土が混ざってクリアでないから。それが撮影日はすごく静かな凪の日だった。守られているんだと感じました。

　自分が撮っているんじゃなくて、撮らせてもらっている。私はそういう役割をもらっているんだと感じていました。

秋田：この作品では奄美でしたけど、監督はそれまでずっと、大和の自然や風土を撮り続けてこられました。自然に向けて祈るとか願うとか、そういう宗教的な深いメッセージもいつも感じます。

　自然崇拝というと、アニミズム的な未熟な信仰形態というふうに捉えられるんですが、「２つ目の窓」でも感じましたが、自然への畏怖とか憧憬とかそういうものの方がはるかに、宗教感度が高い。保護とか美化

のための自然じゃなくて、自然がそのまま人間の深いところにつながっているような感覚ですね。

　　監督は、大和の自然、奄美の海や森に、どういうメッセージを汲み取っておられるんでしょうか。

河瀬：東日本大震災がおこった時、私、奈良じゃなくて東京にいたんです。樹木希林さんに、あのときに東京にいたのは、あなたは選ばれてる、体験してるのとしてないのは全然違うみたいなことを言われました。

　　ちょうど映画「朱花の月」を制作し、震災から２ヶ月後のカンヌで上映されていたこともあり、皆さん震災について質問してくるんです。日本人はこんなに危険な自然の中でどうして生きてるんだ。あれほど自然は脅威なのに、あなたの映画ではなぜそれを美的に描いてるのか、など。私は、自分が小さい頃におばあちゃんから教わったことについて話しました。

　　この感覚は日本人にとって普遍的であるかどうか私が言える立場ではないけど、おばあちゃんは太陽にも手を合わせていたし、今日一日終える時にも感謝の言葉を口にしていた。もの言わぬ自然への敬意を欠かさなかった。そうしないでいられないのは、地震や津波などたびたび自然災害が襲う危険な国ではあるけれど、だからこそそこで暮らす人間が一緒に力を合わせ、自然とともに生きていく祈りが一つの知恵であったからです。自然に対する畏怖の念とか謙虚さとか、そういった感性はなかなか理解してもらえないかもしれないが、この日本の精神文化はこれからの世界を救うのではないか。そう言いました。

秋田：それは西洋、とりわけフランスの人たちに共感が得られましたか。

河瀬：まだ、異なる考え方のような感じかな。だから特別扱いされるのかもしれないですね。でも私はずっとその日本、アジアの考え方、たとえば、自然と人間の共生の考え方が世界の価値観になればもう少しは対立や不和がおさまるんじゃないかと思っています。イエス/ノーの考え方じゃ

ないものですね。他者を認めたり受け入れたりして、自分の器を大きくする寛容さとか、大事だと思います。

　人間の生死も同じです。「２つ目の窓」で、末期の病床にある母親に娘が寄り添うのも、人間にとって死は恐怖だけど、それをつなぐのは自分だけではない、いのちは自分だけのものじゃないってことを言い続けているつもりです。

## 04 ｜ 海の生きものの墓場に私たちは生きている

秋田：私は畏敬と畏怖は違うと思っています。畏怖は「怖い」という字を書きますよね。自然ってやっぱり突然狂うんです。「２つ目の窓」のトップは荒れ狂う海からはじまります。そういう自然の威力に怖れがある、はやい話、ビビるんです。ビビってちょっと縮こまることによって、どっかで自分を保つ、抑制する。それって大事なバランスなんじゃないかと思うんですよ。

　今ね、どうしようもなく我々は自我欲求が強くなっていて、何でもできるという万能感が拭えない。できないのは、お前の努力が足りないからだと圧迫される。だから、逆に自然の恐ろしい脅威が、どうにもできないものが降り落ちた時、はじめて生きることの生身に気づかされるんじゃないか。食べるとか寝るとか、人と分かちあうとか支えあうとか、ものすごく原初的なものですけど、表現ってそこから出発するんじゃないかと思います。だから、アートとケアは非常に近しい。

　もちろん震災があっていいとは一切思わないんだけど、そこから学んでいくものがあるとしたら、そういうことじゃないかなって思っています。自然は優しくはないです。監督の映画「殯の森」に出てくる森なんかは、むしろ恐ろしいくらい深い森ですよね。

河瀬：そうですよね。私もそう思います。あの、迷い込んで失ってしまいそう

になるっていう……。
秋田：方向感覚を失っていく。自分の存在感が奪われていくわけですよね。
河瀬：はい。海もまた私にとってはそうだったんですね。なぜかちっちゃい時からすごく水が怖くて、海はなおさら。でも、映画を撮るには、主人公たちにやらせなくちゃならないし、私も素潜りとか体験したんですよ。はじめてですから、行く前は、怖かったです。でも、足も全くつかないような深いところで、ライフジャケットもつけないで行ってみて思いきって海底を見てみると、あ、きれいなんだと、知らなかったと。そして、生きものたちはちゃんとそこで生きているんですね。

　漁師さんは、私たちがちゃんと何かのいのちをいただいているってことを知っている。だから、大量に魚をとったりしないんですね。大量に採らなければその循環は崩れないで生きていける。

　常田さんが亀爺になって、撮影現場に1ヶ月いてくれたんですけど、そのなかで「監督、普段、何をしてたらいいですか」、「じゃあ浜でゴミ拾いをしといてください」ってお願いしたら、毎日浜辺の掃除をしてくれてたんですよ。そしたら、「監督に言われてね、ゴミ拾いをしていたら気がついたことがあって、この浜っていうのは、海の生きものにとっては墓場なんだね」と。「陸は海の生きものにとって墓場——死を意味する場所。かたや、海中は人間にとって生きられない——死を意味する場所。この二つの考え方が向きあってるんだね」って言われて。そうだ！このパラドックスを表現するような映画だといいなって思えました。海の生きものにとっての墓場に私たちは生きている。人間は、もともと地球誕生の頃は、海の生きものだったはずなのに、なぜ陸にあがったんだろう。その母なる海を恐れたり、コントロールしてはいけない。その考えに至らなければならない。さもないと、歯止めがきかなくなっていくでしょう。

　どんなものにも、もう一つの考え方があるということを伝えたい。一

つの価値観でくくらない、という視点を表現してゆきたいと思う。

秋田：宗教も同じことを目指してきたと思います。昔から人間は老いや病、死を怖れてきた。でも、それらは避けられない共通の苦である。その苦を抱えながら、いかに生きていかに死ぬかということを考えてきたのが宗教なんですが、残念ながら現代ではそれがだいぶ見えにくくなってしまいました。お寺である應典院で、表現の活動をしているのは、もう一度そういう存在に立ち返りたいと思ったからです。

若い表現者と長く付きあっているとあることに気づきます。ここがお寺だからかもしれないけど、彼らは、しばしば死んだ人のことを描くことが多い。死者とか不在とか、喪失、悲嘆とか。改めて表現って、見えないものを形にする作業なんだということがよくわかります。

私は去年父を看取ったのですけど、今になってね、いない方がいるんだなっていう感じがすごくするんですよ。不在である分、存在感が募ってくるような感じ。

監督の作品にもしばしば死者とか喪失が描かれます。長編デビュー作「萌の朱雀」からしてそうですよね。父親は失踪し、自死を選ぶわけですよね。そして、いるはずの人がいない、家族の不在が描かれる。死者のまなざしを意識しながら生きるということですね。

さきほど監督は、「私がいるから、それが存在する」とおっしゃいましたが、その「私」と「それ」を入れ替えたら、私は死者によって存在しているわけですよね。どちらが主体であるかは、イーブンだと思う。現代は過去があって成り立つように、こちら側の私はあちら側のあなた方によって、存在させられている、という感覚です。

河瀬：わかります。まさに「あん」では最後の10分でそれを伝えたくて、編集段階ですごく悩みました。登場人物は三世代の人間の交流を描いた映画なので、亡くなっていく徳江さんから次の世代は何を受け止めたのか。単純にがんばって生きていきなさい、ではなくて、あなたがいたから私がいたのよ、ということを伝えたくて、何度も何度も構成をやりかえて

いました。

　もう編集をやり尽くしていたから、ちょっと頭を鎮めようと思って、京都で偶然、能を観たんですよ。

　敵討ちの物語だったんですけど、敵を討った主人公が、たった一人舞台に立ちました。そこまでは囃子などの音の乱舞があったのですが、それがスッて止んで何の音もしなくなった時に、「無」が表れました。その後、たった一人残された主人公が帰っていく時、床と衣の擦れる音がスースーってただそれだけが響いて、「無常」を感じて涙があふれました。その「無」の先に、生者と死者をむすぶ、何か空間みたいなものがあったんですよ。敵討ちも死に、君主もいない、もう自分も今ここにいる意味がなくなるわけですね。なのに、彼は歩き去るんです、つまり生きていく。この無常観というか、その大きな大きな役割を果たした後の、遺された者の中に宿ったものをすごく感じて。そして、遺された者が、それを感じてるということがすごく大事だと思いました。

## 05 ｜ 表現者は抗って真実の部分をやり続ける

秋田：應典院は97年にスタートするんですけど、その間、演劇とか現代アートの若いアーティストと付きあってきました。上演とか展示とかだけ見ているとわからないですけど、ずっと一緒にいるとだんだん彼らが何で表現しているのか、わかるようになってくる。何かを探しに来たというか、ありものではなくて、みんなで協同してつくりあげていく作業の中から探し出そうとしているかんじですね。だから表現なんだと思います。

　その何かは一言では言えないのだけど、たぶんすごく本質的なこと、生きる意味とか生と死とか、そこには答えのない問いがあるんじゃないか。表現って完成された成果というより、そういう問いの連続なんだとも思います。

監督は、20代から表現活動を続けてこられましたが、これから表現にとって何が大切だと思われますか。

河瀬：自分が今できることは、先程も言ったように、私がやりたいというより、この時代に、この世界に作らせてもらっている、その役割をもらっているのだと思っています。ですから、この先もずっと、やっぱり生と死というのは根底にしっかりと描かれるものだと思う。どの時代にも生と死はあるんだけど、今の時代はより伝えたくなる、伝えなくてはならないのだと思います。

　いのちが大切に扱われていなくて、人間の関係性がものすごく希薄になっている。スマートフォンとかアプリみたいなのが、それに代わるものになろうとしている。とくに幼少期からそうだと、本当の人間関係を面倒くさがると思うんですね。悲しむとか苦しむことを忌避していくというか。生きる喜びって、心から泣いたり、苦悩したりすることとセットだと思うので、今自分の息子が11歳ですけど、これからどんな人としてあればいいのだろうと、親としてすごく考えますね。

　震災直後には、これから日本は変わる、転換する、と盛んに言われました。でも4年経って、多くは忘れ去られて、変わるどころか、むしろもっと反対の方向に走っているのを見ると、表現者はそんな中で抗って、真実の部分をやり続けることにしか希望はないんだと思っています。

　震災のあと、一緒にオムニバス映画「3.11 A Sense of Home Films」をつくったビクトル・エリセという70代の映画監督がいます。スペイン映画の至宝といわれた人ですけど、彼は、「もう僕は70歳になってしまった。映画でできたことはなかったように思う」って言うんです。そんな淋しいことと思ったのですが、彼は「本当に必要なのは教育だ」と明言しました。子どもたちへの教育が、何より大切だと。

　もちろん文科省だって、先生たちだってがんばっている。でも、学校で教わったことの多くは社会に出たら使えない。そんなこと話になんな

いよって言われると、若い世代はすごく迷うと思うんですね。大人を信用しなくなるし、世代間のつながりもなくなる。だから私は、子どもたちにアートを通して、世界は美しいんだよ、この世界はゆたかなんだよって、そういうものを伝えたいと思っていて、それが教育とつながっていけばいいなと思います。

　1+1は2、だけが教育じゃない。2はどこから生まれるの？という問いから自らの答えを導いてゆくような、芸術が教育の中に入る可能性を探りたいと思ってます。

秋田：確かにそういう時代になっていますよね。

河瀨：じつはビクトル・エリセを、息子の小学校に呼んだんですよ。1年、2年がパッチワークした手製のスクリーンで、彼の作品を上映したんです。立派なスクリーンではないけれど、エリセは、君たちのスクリーンはすばらしかった、なぜなら風に揺れたんだ、風に揺れるってことは風にいのちがあるってことなんだよ……。って言ってくれたんです。子どもたちは、風にいのちってなにー!?って不思議がって(笑)。でも、風にいのちがあると子どもたちに伝えてくれたことが、まさに本物の教育なんですよね。

収録日　2015年4月9日

河瀨 直美（かわせ なおみ）
映画監督。1989年大阪写真専門学校（現ビジュアルアーツ専門学校）映画科卒業。自主映画「につつまれて」、「かたつもり」が、1995年山形国際ドキュメンタリー映画祭はじめ国内外で注目を集める。1997年劇場映画デビュー作「萌の朱雀（もえのすざく）」で、カンヌ国際映画祭カメラドール（新人監督賞）を史上最年少受賞。2007年『殯の森（もがりのもり）』で、審査員特別大賞グランプリを受賞。2009年には、カンヌ国際映画祭に貢献した監督に贈られる「黄金の馬車賞」を受賞し、2013年には日本人監督として初めて審査員を務めた。今年1月、フランス芸術文化勲章「シュヴァリエ」を叙勲。
映画監督の他、CM演出、エッセイ執筆などジャンルにこだわらず表現活動を続け、「なら国際映画祭」ではエグゼクティブディレクターとして奔走中。最新作『あん』は大ヒットを記録。
公式ツイッターアカウント　@KawaseNAOMI

# 見えないものを見えるように
―― 南三陸町「きりこプロジェクト」、「"生きる"博覧会」などについて

吉川由美（アート・プロデューサー）

×

聞き手
西村高宏（福井大学医学部准教授）

## 01 見えていないものを見えるようにする

西村：吉川さんが代表をされている団体「ENVISI」という名前の由来、envision という言葉に、吉川さんの基本的なお考えがあらわれているように思います。多様な活動をされていますが、一つひとつ関係ないように見えて、そこを貫いている視点があり、それがその「ENVISI」という団体名に込められているような気がして。まずその名前の由来から、お話をいただけたら。

吉川：以前は違う名前だったんです。でも、名前を変えたいと思ったことがあって。何かいいのない？って話していたら、英語が得意な人が、envision という言葉を提案してくれたんです。私たちは、みんなが見落としているけど、絶対なくしちゃいけないものを可視化するということにずっと関わってきたので、その彼は、私たちの活動が envision していると思ってたんでしょうね。

西村：よい名前ですよね。その名前には、感じてはいても見えてこないような

ものに対する配慮、ケアみたいなものが込められているように思います。吉川さんの活動の一つひとつを拝見すると、きらびやかな活動ではないかもしれませんが、とても大事なところを、地道にしっかりと、見据えておられるような印象を受けます。

吉川：すごく嬉しいです。

西村：「envision＝見えるようにする」ということに代表されるように、思いを巡らせるとか、想像するとか、ひろく言えば、何か、苦しんでおられる方々にいつも寄り添うような構えを持っておられるように感じます。

吉川：そうですね。見えないものが、絶対大事なんですよ。それを可視化したい。それから、人が口にしないことも。人にインタビューしても、言うことと言わないことがある。丹念に、何年も密着すれば話してくださることもあるかもしれない。それで初めて真実が聞けたと思うけど、さらに奥深い真実もあったりしますよね。だから、そこを思い描くというか。何かをやる時、果たして誰か傷つかないだろうかとか、いろんなことを思うんですね。こんなことやって何になるんだろうかと思うこともあるけれど、たぶんやったほうがよいっていう、動物的な勘で進んでること

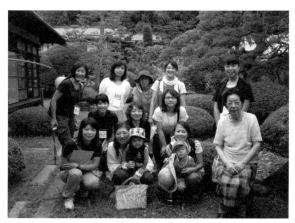

震災前の「きりこプロジェクト」参加者

が実は多い。震災後は特に、余裕がないんですよね。時間もないし変化が速いので、今のタイミングを逃しちゃいけないっていうこともあるし、そういう意味で、この何年かは、本当にがむしゃらにきたような感じはします。

西村：なるほど。僕はてつがくカフェ＠せんだいを主宰し、「哲学カフェ」を開いています。自分たちの震災以降の苦しみとかを言葉によって交わすんですが、たしかに、言葉がすべてじゃないですよね。ずっと思い悩んでじっと座っておられて、言葉がこぼれおちてこない方もおられるんですよ。でもその場には、そういう方も、まだ言葉を待っておられるっていうふうに思い巡らせる配慮がある。だから来ていただけるのではないかな。出された言葉だけで、その人のことを理解したような気分になってないっていう謙虚さがあるからこそ、場に対する信頼感を持っていただけるのかなと思います。

　僕たちは、人の意見を急いで聞きたくなっちゃうところがある。我慢強く待てないこともある。「ENVISI」、envisionという言葉は、そういうとき、あなたの言葉がまだ出てきていないことに対する配慮がありますという構えを示しているようで、すごくいいなと思いました。

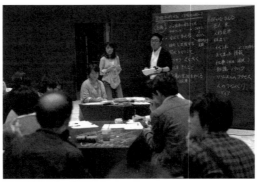

てつがくカフェ＠せんだい　第3回「〈支援〉とはなにか？」
（2011年9月25日、せんだいメディアテーク）

## 02 きりこプロジェクト――生者と死者の間をとりもつもの

吉川：私たちのプロジェクトに、「きりこプロジェクト[4]」というものがあります。町の人たちの宝物や思い出などを切り紙で表し、それぞれの軒先に飾るアートプロジェクトです。最初の年は、震災の前年だったんですが、町の女性たち――インタビューなんか全然経験のない人たちが、「お宅の宝物はなんですか」とか、「ここの歴史はどうなってるんですか」とか取材したことを元にして絵柄をつくったんですね。たとえば、ずっと宝船が飾ってあったということで、宝船を絵柄で切って、その家の軒先に飾ったところもあります。「きりこ」[5]とは、南三陸など宮城県北の神社の宮司が氏子たちのために半紙でつくる神棚飾りのことですが、この「きりこ」のつくり方を模倣して図案を考えました。

　でも期せずして、それが津波で全部なくなってしまった。町の人にとっては、何年経っても信じがたいことです。行くたびに「あれ、やっぱり町並みがないんだ」って、私も何度そう思ったことかわからない。残ったのは、店のあそこに宝船が飾ってあったっていうような記憶。それはおそらく一人ひとりの心にあって、その宝船の絵柄によっ

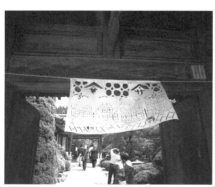
2010年南三陸志津川地区で行われた
「きりこプロジェクト」

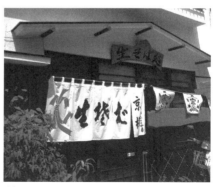
宝船が描かれたきりこが揺れる蕎麦屋の軒先

て、「あぁ、この店に宝船あったっけ」って思い出すことができる。人によっては、そこにあんなおばちゃんがいたなぁっていうことを、思い出すかもしれない。建物はなくなったけど、宝船があった場所だけに満ちていた、蕎麦屋の匂いとか、「うちのつゆはこうだ」ってつくってきた人のポリシーとか、その絵柄はそういうものを思い出させる唯一のアイテムになっている。そう思って、それをボードにして、メッセージを

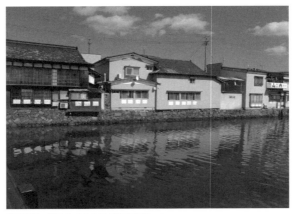

2010年、650枚のきりこが通りを飾った

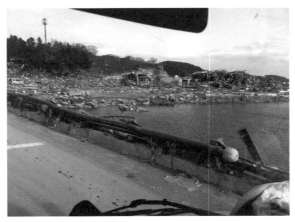

震災直後の上の写真と同じ場所

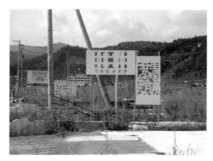
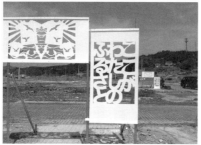
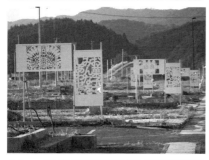
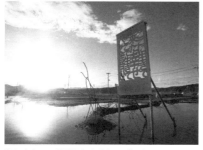

海に向かって掲げられたきりこボード

添えて、家が流失した跡地に、海に向けて立てました。

　ご兄弟を亡くされた方がいらっしゃいました。悲しくて、その話なんてできない。私たちももう、泣けてきて聞けない。結局何も聞けなかったんだけど、「生きる喜びを分かち合いながら」っていうメッセージと、そこの家の屋号が入った絵柄のボードを店のあった土地に立てたんですね。その方は、それが飾ってあることで私たちの思いを汲んでくださったのだと思います。私たちが思った以上に、彼にとって、それは何かになっていて、いちど、風で看板が傷んできたので、修理のために撤去した時に、「なくなった！」と心配されたみたいで、二週間ぐらいして新しいのを立てたら、満面の笑みで、「この前一瞬うちのなくなったよね？」って声をかけられたことがありました。それが彼にとって大切なものになっていたことが嬉しかったですね。

　夏には、今も毎年紙のきりこを切っています。去年、ワークショップに自分の家のきりこをつくりにき

た方がいました。「うちにも前、飾ってもらったので」と娘さんが来てくれたんです。震災でご両親を亡くされていました。いろいろ喋り、泣き笑いしながら、思い出話をかたちにして切っていく途中で「自分の中には両親の思い出があるけど、両親がどういう人と付きあっていたかというのはわからない。でも、その紙をそこに飾ることで、自分のまったく知らない誰かが、両親のことを思い出してくれているかもしれない。それがうれしい」って彼女が言ったんですね。

　そのときに初めて、あぁ、きりこをつくることが供養になっているんだと思いました。私たちは、建物がなくなったこの場所にはこんな記憶があるとみんなに伝えたいと思って、また、空に行ってしまった人、海にまだいる人に、負けずに今がんばってますって伝えるためにあのきりこをまた飾ろうと思って、きりこプロジェクトを再開したんですね。それが、今度は、死者との間をとりもつものとして存在してるという事実があることに気づいた。プロジェクトが、少しずつ変容していることを実感しました。

西村：ご家族にとって、その家族と亡くなった方々をきりこがつないでいくような軸と、きりこがまた、その家族と他の人たちとをつないでいくよう

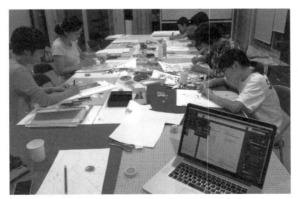

きりこ作りワークショップ（2014年）

な軸、二つの軸があるように思いました。亡くなった方と、今、生きている方々がどう関係していくかっていうことが、この一枚があるだけで、見えてくる。

吉川：そうなんですよね。

西村：そういう何かいろんなものをつないでいくような、メディアみたいなものとして、きりこがあるのかなと思って。

吉川：そうですね。その向こうに、自分のことを思ってくれている誰かを思い描くわけです。

　もう廃業して仮設住宅にずっといる方のもとに、誰かが切り紙をつくって、おばちゃん切ったよって持っていく。そうすると、誰かが、自分たちがそこで代々、150年も商売をやってきたっていうことを、わかってくれているんだなっていうだけで、ちょっぴり元気がでる。

西村：たしかにそういう、何かをつないでいくような力があるのかもしれない。それはアートだからできるようなことなのかもしれないと思います。

　吉川さんは、きりこを「依り代」という言い方をされる時がありますよね。依り代は、神の御霊が依り憑くものです。さきほどの「ENVISI」にも通じるような、向こう側の世界とこちら側の世界をつなぐような、

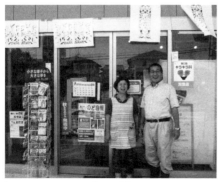
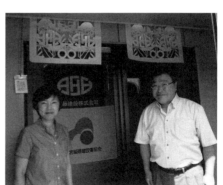

軒下に飾られたきりこ（2014年）

あるいはそういった関係性そのものを見えるようにするような言葉。いつもは直観的に感じているものを、見えるかたちに、みんなが共有できるかたちにするような意味を持った、「依り代」っていう言葉を使われていて、とても気になりました。

　そういった言葉は、どこからくるのでしょうか？

吉川：それは決して宗教的なシンボルという感覚ではありません。闇とか、うそをついたらバチが当たるとか、得体が知れないものを恐れるという昔ながらの感覚から来ているような気がします。

　私の父は登米市という田舎の生まれなんです。かやぶき屋根の大きい家が実家で、田舎に行くと神棚があって、そこにいつもきれいな切り紙が飾られていたのを覚えています。子どもの頃は田舎に行くと、怖いことがたくさんありました。ある日、薄暗いかまどのところで、すすけた壁の上の方に二つの目が光っていることに気づきました。窯神様でした。私が小さい時、昭和40年代頃には、人知が及ばない、命を取られそうな怖いものと一緒に生活しているという感覚があった。東北、特に三陸にはつい最近までそういうものは、色濃くあったように思うんです。

　自分が、子どもの時に感じていた暮らし——自分の力で耕して、自分の力で米をとって、牛飼って、豚飼って、鶏飼って、絞めて、食べていた、そういう暮らしを目の当たりにした。それはわずらわしい地縁血縁のコミュニティでもありました。そこでは、タブーや喜び、悲しみ、おそれを共有していました。暮らしの中に、人々が共有する民間信仰の印のような「依り代」も多様に生きていました。

　今、暮らしの中に、そういう類の怖いもの、めんどうくさいものがなくなっちゃっていますよね。人は、何か、人の力の及ばないものを怖がっていた。

　震災後、記憶を呼び覚ますとっかかりになる建物や空間も失われてしまいました。みんなが精神的なことを共有できる"とっかかり"の場が

ことごとくなくなったことに対して危機感を覚えたんです。「依り代」という感覚は、そのへんから出て来たのかなと思います。

西村：どうしても我々は、目に見えている世界だけを見てすべてを理解しているような気になる。でも、その背後に何かしら見えない世界があって、むしろそちらに対する恐怖から我々の世界がつくられているようなところがあるように思います。そういうものを、きりこといった媒介によって目に見えるかたちにするというのは、とても興味深いですね。

「哲学カフェ」でも、参加された方々の心の苦しみみたいなもの、戸惑いみたいなものも言葉に乗っかっていくんですね。声も震えたり、表情を持つ。でも声だけでは共有できないものもある。そこで、我々は、人と人との言葉を書き出して、ファシリテーショングラフィックというかたちで示しています。対話の流れを可視化する力、装置みたいなものです。何かそういうひと手間、手続きが、必要なのかなって思うんですね。心のありかとか、不安の根っこがどこにあるかわからなくて落ち着

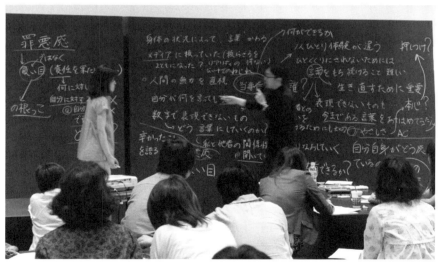

てつがくカフェ＠せんだい 第4回「震災の〈当事者〉とは誰か？」（2011年10月23日、せんだいメディアテーク）

かないところから、とりあえずそれをポーンと出して、自分からちょっと離してみて、目に見えるかたちでみんなの前に見せる。きりこにも、そういうところがあるのかなって思うんですよ。

吉川：はい、そうかもしれませんね。

西村：自分の物語や家族の記憶が一気になくなっちゃって、あまりにも苦しい。そういうところから、こういうもの（きりこ）にして、自分からちょっと一回離して、自分にも見えるようにする。そこに、きりこの面白さがあるのではないでしょうか。

　震災前と後ではきりこの意味合いもだいぶ違ってくると思います。ご家族の記憶を外に出していくっていう作業がすごく大事だと思うんです。天童荒太さんに「包帯クラブ」という小説があります。悩んでいる若者たちが、ネット上で、「あなたの苦しみを、私が共有します」と募集をするんです。それで、たとえばいじめられた場所とか、虐げられた場所とかに、包帯を巻きに行くんですね。包帯を巻くことで、自分がいじめられたっていうことを見えるようにする。それによって、自分の苦しみ、私がいじめられていたことがケアされたんだって一回安堵するわけです。つらい時って、自分の心の根っこみたいなのがわからないことが多い。

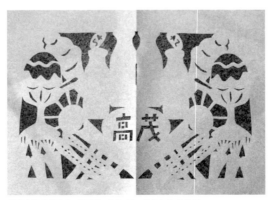

2014年のきりこプロジェクトでつくられたきりこ

だから目に見えるかたちに一回変えることは大事だと思います。

## 03 　地域の記憶を引き継いでいく

西村：吉川さんのプロジェクトには、ご家族の物語を共有することや、その地域の記憶を引き継いでいくことといった、地域や土地に関する独特の感覚があるように思いますが、何かお考えがあるんでしょうか？

吉川：その土地にしかない、コミュニケーションが絶対にあると思います。たとえば仙台の卸町のような昭和40年にできた新しい町でも、ものを問屋として卸していくっていうDNAを持っていますから、町の人たちが共有している価値観を見出し、磨き、地域資源化していくことに持続可能な地域をつくる大きなヒントがあると思うんですね。文化的なバックボーンがきちんとある場所はとても魅力的です。どちらが先と言うのは難しいですが、地域固有のコミュニケーションの場に文化が生まれるし、文化を形成する過程に地域の価値観を共有した人々のコミュニケーションがあるのだと思います。

西村：そうなんですね。地域が、コミュニケーションの場、文化形成の場であるという感覚が強くある……。

吉川：やっぱり東北なんだと思います。東北独特の口の重さとか、どんくささとか、主張しなさとか、我慢強さとか、ほかの地域の方には理解不能なくらい語らない文化があると思います。逆に物語を語り、歌い踊り、はじける文化もある。震災以降、そういう東北を誤解しないでよっていう気持ちが強くなりました。東北は今、語らなきゃいけないと思います。

　多様な文化をもつ各地域に、こだわりたいんですね。たまたま、南三陸町は東北の中でも、外の人とうまくやれる地域性があります。外の人が来た時に、あんた誰や？　って聞く人いないんですよね。そこにいるなら一緒にやろうっていう、素晴らしい気質なんです。「もうなくなっ

たものは仕方ねぇべや」という感覚があって、前向きだし、協調性もある。また、八戸の人は辛抱強く、有言実行の気質を持っています。東北は、京都を中心とした文化とは違う価値観の中で、特有の文化を育んできました。寒冷できわめて厳しい自然に付きあいながら生きてきたのだと思います。高度経済成長期には、自ら、かやぶきの屋根はやめてトタンにしたように、便利なものへ、手間のかからないものへ、お金を稼げる方向へと、すごいスピードで大事なものも安易に投げ捨ててきた。西の方に行くと、いろんなものがすごく残っている。温かいから建物も残りやすい。東北は寒いので、よくしよう、豊かになろうと思うとこれまでの様式は捨てるしかなかったんだと思うんです。実際に祖父たちの家がいかに捨ててきたかを目の当たりにしているので、そのことにもともと危機感があった。さらに今回の震災で、東北の中でも暮らしの中に地域性豊かな文化が一番残っていた地域が壊滅したのを見て、このままじゃ東北がまずいって本当に思っているんです。

西村：たとえばリオタールという哲学者は、真理は、ローカルなものの中にしか存在しないという言い方をします。個々人の人間のあり方、その人にとっては真理と呼べるものは、客観的に存在しているんじゃなくって、その地域で、どのように培われてきているかに関わっている。地域を抜きにして、人間の本当のあり方を捉えきることはできないと言う人もたくさんいるんです。地域ってすごく大事ですよね。

　公共って言い方をすると、何か行政っていうニュアンスがあります。みんながみんなお互いの畑作業を助けあったりとか、雪かきをしあったりとか、お互い寄り添いあいながら、互いのことをやるのが本当の公であり、地域である。そういうところが、今、見えにくくなってきています。自分たちの手に負えないようなスピードの中で、外から復興を叫ばれても、その地域の公がまだ熟していない。

吉川：そうですね。"地域"にとっての復興は見えない。新しい町ができても、

復興したと思えないかもしれない。全然、見ているところが違う。

西村：だから、きりこが、お互いをゆっくりと血が通っていくようにつないでいくためにあったのかなぁと思って。元にあった物語をもう一回、そうだったよ、あのうちそうだったよね、っていうふうに、血が細いところに通っていくような、ゆっくりとした時間ですよね。

吉川：そうです。これからですよ。そうやって血が通っていくのは、これからです。だから、ずっと続けなきゃだめだなって思います。だってまだ、切り紙を、ゆったりと見る心の余裕なんてないですよね。自分の家のことなら、あ、自分のこと思い出してくれたってわかるけど、他人の家のことをつくづく見ることができる環境はまだない。自分がどうなるのか、町がどうなるのか、不確かな状態ですから。

西村：だから、きりこは、そういう時間の、長い余裕みたいなもの、我慢強さみたいなのを持っている、急いで答えを出すタイプのものじゃないような気がして。

吉川：そうです。最初の年が終わって、新年度が始まる2012年4月になった時に、大丈夫かなと思ったんですよ。みんなが緊急雇用で急に働き出して、定期的に入るお給料を得て金持ちになった気がした人もいて、さらにみんなで集まるゆったりした、のりしろのような時間や場を失った。とても危険だなって思った。でも止められない、だとしたら、静かに誰かがキープしておくことは必要だと思いました。

西村：たしかにそうですね。まだまだって言っても伝わらないかもしれない。あの、葬ることさえうまくできていないっていうか、たとえば、震災直後に、土葬の話が新聞等に出はじめて……。

吉川：ええ、ええ。

西村：コミュニティ全部が津波で持っていかれて、お寺も神社も全部なくなってしまって、人を葬るシステムといった地域がもともと持っていた役割が全部だめになってしまった。火葬もできなくて、土葬で埋めるってい

うことをした。そういう、葬ることすらできてないような状況があったことで、何とも言えない負い目——祖先に対して、亡くなった人に対して申し訳ないっていう負い目もあったりして……まだ落ち着かないでいる。

吉川：お寺に、骨を置いておくところがあるんですけど、そこに引き取り手がないお骨がずっとある……。そういうのを見ると、今回あったことの大きさを実感します。もちろん見つかってない方もたくさんいます……。

西村：「哲学カフェ」では、震災以降、「ふるさと」が大きなテーマになっています。人が生まれたり、成人してイニシエーションの儀礼があったり、あるいは死ぬ時には地域で葬ってあげたりっていう、その生と死の循環のシステムが、地域とかふるさとにはあって、その循環の中で自分の思想とか考え方が形成され、ものごとの作法が形成されていきます。それが全部根こそぎなくなっているので、根なし草みたいになってしまっている。自分のアイデンティティがふわふわしちゃうんですね。だから、地域にこだわり、地域をケアするのは、とても大事なことだと思います。ゆっくりゆっくり血を通わせるように我慢強く、アートと呼ばれたようなものを介して、ケアしていく。

　「"生きる"博覧会[6]」というプロジェクトでは、フキを採ってるおばあさんとか、アートとはまったく無縁だった人たちの活動性みたいなものを捉えることによって、その人たちが、自分の生活を生き抜いてるのを見えるようにするものとして、アートがあるような印象を受けました。

吉川：お年寄りの方に、17歳の時何してました？って聞くと、はっとします。たとえば、特攻隊だったとか、その後ブラジルに渡って仕事したとか。誰でも若くがむしゃらな時期があるわけでしょ？今はおばあさんでも、売れっ子芸者だった時代があったりしたわけです。けれど、そういう時代のことは見えないんですよね。だから、そこをもっと尊重したい。

西村：その人にはその人なりの、きらびやかな時があって、でもそういうとこ

ろにも、今見えているものだけじゃない、いろんな歴史があり、さらに向こうには祖先がいて、ということに対する配慮。目に見えていることの背後に対する配慮を感じられるので、その土地に入ることができているのだと思います。

吉川：もっともっと見つめていきたいです。時間がかかりますね。

西村：でも、時間がかかるようなケアの仕方があると思うんですよ。きりこを通して、その地域に細い血を通わせていきながら大きく血を循環させて

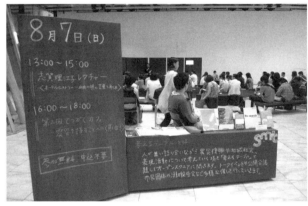

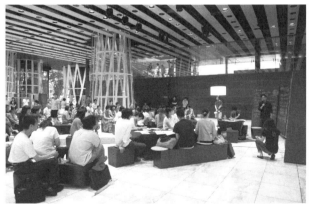

てつがくカフェ＠せんだい 第2回「震災を語ることへの〈負い目〉?」
（2011年8月7日、せんだいメディアテーク）

いくような時間枠って、相当長いですよ。100年、200年どころの話ではない。だからそういう長いスタンスを持てていることが大事で、僕たちはもっと、そういったことの善し悪しを判断できるちゃんとした評価基準を持ってないといけないんです。吉川さんの活動は、そういう、長い時間軸を持っている。僕たちがやってる「哲学カフェ」っていうのも、そうかなと思うんですけど。

吉川：そうですね。

## 04　アートとは？——地域の力を見出していく

西村：吉川さん自身は、アートをどういう位置づけで捉えているのでしょうか？

吉川：いくつかあると思います。一つは、コミュニケーションの枠組みを作り出す、再生するか、もう一回リコンストラクションする、再構成する、っていう力はあると思います。

　同じ関心空間をつくる。コミュニティは、何か関心を共有するから成り立つわけで、利害を共有するコミュニティが幅を利かせているために、本来のコミュニケーションが阻害されて、人間関係がバラバラになる。それによってコミュニティの力がダウンしている。アートには、人と人を別な枠組みで結びつける力があると思うんですね。

　もう一つは、そういう場ができると、他者に自分が映る。他者を見て、自分がこんな人間だったのかっていう気づきが起こり、変革のきっかけになる。で、人が変わるので、コミュニティも変わる。そう私は思ってるし、そこへの誘導は意識してると思います。

　アーティストが介在した場合には、アーティストの鋭い感性や卓越した表現力で、我々が考えもしなかった視座を与えてくれるということがある。それは、他人ごとではなく、自分ごととして意識するっていうこ

とになると思います。

西村：たしかに、アーティストは新しい、独特の視点を提示してくれるので、また見え方も変わってきますよね。

　僕は、今までお話を伺って、もう一つあるように思いました。吉川さんは、当たり前すぎていちいちおっしゃらないんだと思うんですが、もともと地域が持っている潜在的な力を見い出していくことですよね。

吉川：あぁ、確かに。

西村：何かその人を安定させて迎え入れて、そこで育てて、成長させて、葬り出していってっていう、その循環のシステムをもう一回機能させるようなことを意図されている。

　だから、アーティストが行うアートじゃなくって、そこで日々生きる人の「博覧会」というアイディアが生まれるのではないでしょうか。その人の生き方とか、手際とか、作法とか。その地域での作法ですよね。そういうのがアートって、一番に思っておられるのかなぁ。

吉川：そうですね。そのことは大前提ですよね、たとえば、祖父は、農家で、アル中でいつも一升瓶抱えていましたが、バイオリンを弾いて、尺八を吹いて、書も、達筆だったんですよ。お月見になると、父たちは、縁側に座らされて(笑)、まず、おじいさんの尺八を聞かされて、それからお団子を食べたって言ってました。お祝いごとがあったら、今度はみんなダンサーになって、唄って踊る。そうやって、みんな暮らしてきたはずなんですよ。みんな、アーティストなんですよね。生きることと死ぬこと、生まれたこと、結婚式、お葬式、そういうことにみんなが関わっていて、そこに芸能があった。そういう面が、東北にはまだ残っている。そんな地域を守りたいですね。東北人は、東北っていうだけで恥ずかしいっていう、コンプレックスのようなものを持っている。だから、震災をチャンスに、それを逆転できたらよいのにと思っています。きっと何人もの人がそう思ってるんじゃないかな。

そこにしかない資源があり、その資源は、そこに住むすべての人が培ってきたものであって、いわば、その一人ひとりが資源なんですよね。みんなが自信をもって、そのことをお互いに尊重しあえる状況をつくるために、アートは大きな力を発揮できると思うんですよ。それなくして、何の復興もあり得ない。

　　もっと、自分たちが生きてきたことに誇りを持って、経済一辺倒の豊かさとは違う豊かさを顕在化させて、これでよいんだっていうことをやっていかないと、東北には先がないと思います。アートを通し、それを見出して共有することは、可能だと思うんです。

西村：見えるようにするだけじゃなくって、それを外に対して見せるようにもする仕掛けを考えられている。

吉川：自分たちのことに関心を持ち続けるための、大事な活動だと思っています。

## 05 ｜ 地域には、みなさんがお持ちのものがある

西村：吉川さんは、「プロジェクト」という言葉をよく使われていますよね、なんとかプロジェクトとか……。

吉川：あ、そうですか(笑)。

西村：プロジェクトって、吉川さんのやっていることとはそぐわない言葉ではないかと最初は思ってたんです。

　　プロジェクトの、プロは、前、先という意味です。先の成果を当て込んで今の状況をどうにかしようという視点が働くってことは、常に前かがみで、かかとが浮いてる状態にあるということ。それが、プロジェクトのよいところでもあるのですが、吉川さんのプロジェクトは前傾姿勢でありながら、しっかり根が張っている。その、ある種矛盾しているようなことを、配慮してなさっておられるのかなと思いました。たくさん

のプロジェクトをされていますよね。
吉川：そうですね。でも、どれも一貫しているとは思います。「地域にはみなさんがお持ちのものがあるんですよ」って言いたいだけなんですよ、私は。必ず、主役は地元の人ということだけがルールです。
西村：プロデューサーのプロもまた、プロジェクトと同じ語源ですが、吉川さんは、何か生み出す人というよりも、その地域、そこで暮らす人がもともと持っているものに寄り添うっていうスタンスでいらっしゃる。その謙虚さがすごく好きです。誠実に、無理なことは無理せず、自分たちの手に負える時間で入っていく、しかも長いスタンスで入っていく。

　プロジェクトには、前に投げるという意味もある。前に投げて、網を張って、引っかかるものをとってくるっていう謙虚さがいいのかなぁと思って、プロジェクトという言葉が好きになりました。
吉川：うーん、そんなこと考えたこともなかった（笑）。まっさらで行ったほうが、絶対面白いものに出会えますよね。何かここに面白いものがありそうだっていう情報を持って行くと、かえって何も見えないのではないかと思っています。

## 06 ｜ 100年後に通じる普遍性を共有する仕組みづくり

西村：これからの活動としては、どういったことを考えていますか？
吉川：東北に残ってるもの、三陸でなくそうとしているものは、たぶん100年後の世界にとって先端的な、人間の生きることに直結するような、何かを持っているように思います。

　だから、その地域に根差した、何か視座を与えてくれるプロジェクトができるアーティストを、どんどんいろんな地域に入れていくような、そういうプラットフォームをつくりたいということは、当初から考えています。

今まで、この町は変えられないと思ったところでも、方向性がすごく変わったのを見てきました。私たちがいなければ、仙台の卸町も、問屋のDNAを倉庫に残そうみたいなことは、まるで考えなかったと思います。おそらく建物をリノベーションすることがすべてになっていた。

　だから、アートで何か変えられるっていう自信はあります。あまり大きな資金がなくても、人の力で、何か変えられるっていう手ごたえはある。

　人の心のなかにふるさとはあるし、人がいれば町はできるし、コミュニティはできるし、よりどころも、生きがいもできる。いま、みんなが言ってる文脈じゃないものを共有するためにも、そういう活動が、すべての場所で行われている状況をつくれたら、世の中にそういう仕組みが残るようなことがやれたらいいなと思っています。そうしないと、東北とかに残っている、コミュニティが継承してきたすばらしいものも、もう時間の問題で消えていくと思うんですよね。

　宮城の鬼首では、おばあちゃんが山でフキをとってきて、灰汁をとって、切りそろえて、縛って、一束200円で売ってるんです。手を真っ黒にして固い皮を剥いてる、その長時間の手間ひまが、その価格になんら乗ってない。彼女が亡くなったら私たちは、あのフキを食べられなくなる。キノコも、いろんな珍しい山菜とかも、おそらくだんだん、手に入らなくなる。だからそういう見えない手間ひまの存在も、みんなで共有したい。何かの視座を変えることで持続可能な地域の仕組みにつながる場をつくれたらいいな、やらなきゃならないなとも思ってるんです。

西村：吉川さんは、「地域を変える」っていうふうにおっしゃいますよね。それは、劇的に変えるのではなくって、今まであったものを、共有できるかたちに変えていく、で、もう一つ……。

吉川：人の考え方を。目線を変える。

西村：そうですね。"変える"っていうことと、"違う"っていうことは大きく

異なる。

　行政的な、もともと持っていた土地のものを、まったく違うものにしてしまう力のかけ方じゃない。アートには謙虚さや、誠実さがあって、もともと持っているもののかたちを、変えていくものなのかもしれませんね。「哲学カフェ」もそうでありたいと思っています。東北なりの力を見出していくもの。

吉川：そのなかに、すごく普遍性があるわけですよ。100年後にみんなが憧れ

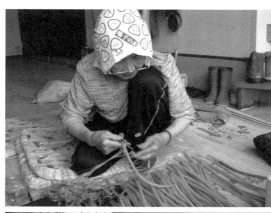

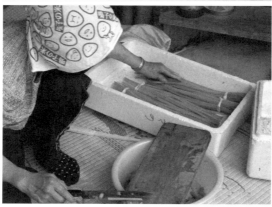

収穫し、ゆでてからフキの皮を王冠で剥く、
鬼首の女性。最後に束ねて、同じ長さに切りそろえる。

るような普遍性を東北は持っている。間違いない。だけどそれを、みんなが全然共有してないし、それを言おうともしてない。それはもったいない。だから、地域のみなさんがすでに持っているものを、見えるかたちにしていきたいんです。

　　　　　　　　　　　　　　　　　　　収録日　2015年4月18日

■注
1)　(ある見地から)眺める、見る、(事実を)直視する、～を心に描く(『デイリーコンサンス英和・和英辞典　第4版』、三省堂、1992)
2)　2010年より活動開始。主に仙台にて、「てつがくカフェ」、「U-18てつがくカフェ(18歳以下に参加者を限定した哲学カフェ)」、「書評カフェ」などを開催している。東日本大震災後は、せんだいメディアテークにて「考えるテーブル」としても行っている「てつがくカフェ」は、2015年8月2日の回で45回を数えた。
3)　〈自明なこと〉からいったん身を引き離し、投げかけられる「そもそもそれって何なのか」というような遡行的な問いを参加者どうしが共有し、「哲学的な対話」を通して、自分自身の考えを質しくすることの難しさや楽しさを体験してもらう対話の場。
4)　正月に神棚に飾られる「きりこ」の様式を真似て、まちの人たちの宝物や思い出などを切り紙で表し、それぞれの軒先に飾るアートプロジェクト。2010年に始まったが、東日本大震災被災後、その絵柄を白いボードにし、それぞれの家が流失した跡地に、海へ向かって掲げた。また、苦難を乗り越えようとがんばっておられる人々の姿を短い文で表し、それに添えた。町の記憶は、町民が生きてきた証であり、誇りである。そこで育まれた南三陸の精神こそ、この町を再建する原動力であるという考えから、「きりこプロジェクト」を通して、南三陸町のみなさんとともに、南三陸の誇りと心意気を伝えていくことを目指し、プロジェクトを展開している。
　　きりこプロジェクト　http://www.envisi.org/kiriko_project/
5)　宮城県塩釜市以北から三陸地方南部では、神社の神職が正月の神棚飾りのために縁起物を切り抜いた半紙「きりこ」や飾り幣束などを、暮れに氏子に配布する風習がある。　神社ごとに伝わる「きりこ」のデザインはそれぞれ異なり、いずれも美しい。漁業がさかんな南三陸町では、「きりこ」を神棚に一年を通して飾る家も多い。
6)　2009年より開催。「人が生きることは、ほかのだれかの"生きる"を支えること」とし、その関係、"ライフライン"をアートであぶり出し可視化するプロジェクト。コミュニケーションの中から「つながり」と「生きることを支えるもの」を描き出す。たとえば、山間地で山菜を採り、あくを抜き川を剥き束ねて、直売所に並べるまでの女性の労働や遠く離れた海辺の町と山間の湯治場の間に生まれた人と人との縁ともものの交流。そのようなものに着目し、映像、朗読、美術ワークショップなどを展開した。東日本大震災後も、継続して実施している。

吉川 由美（よしかわ ゆみ）
ENVISI代表。有限会社ダ・ハ プランニング・ワーク代表取締役。アート・プロデューサー、演出家、八戸ポータルミュージアム はっちアドバイザー。コミュニティと文化芸術、観光、教育とをつなげ、アートの力で地域の力を引き出す活動をしている。東日本大震災後は甚大な被害を受けた南三陸町で、町の新たな魅力を再発見するアートプロジェクトを展開。アート活動を通し、復興に向けた支援プロジェクトを展開している。同町における「きりこプロジェクト」で2013年第6回ティファニー財団賞を受賞した。
Envisi　http://www.envisi.org

西村 高宏（にしむら たかひろ）
福井大学医学部准教授。てつがくカフェ＠せんだい主宰。大阪大学大学院文学研究科博士後期課程修了。東北文化学園大学教授を経て、2015年10月より現職。専門は臨床哲学。〈対話〉という営みをとおして哲学的な知の社会的接続の可能性を問い直すことが現在の主な研究テーマ。哲学以外の研究者や様々な職業従事者、アーティストなどと連携し、医療や教育、科学技術、政治、アートなどのうちに潜む哲学的な諸問題を読み解く活動を行っている。2011年3月11日以降は、せんだいメディアテークなどと協力しながら、震災という出来事を〈対話〉という営みをとおして自分たちのことばで語り直すための場を拓いている。共著書に『ミルフイユ05 技と術』（赤々舎）、『哲学カフェのつくりかた』（大阪大学出版会）など。
てつがくカフェ＠せんだい　http://tetsugaku.masa-mune.jp/index.html

# 都市生活とコミュニティ
## ——喪失体験を経て

**入江杏**(絵本作家・文筆家)

×

聞き手
**坂倉杏介**(東京都市大学都市生活学部准教授)

## 01 死を語ることの難しさ

坂倉：杏さんとは、"ご近所イノベーション学校"(以下、"ご近所")で初めてお会いして。以来、"ご近所"としてご一緒する機会をもってきました。今日は改めて、お話をお伺いしたいと思っています。

入江：はい。よろしくお願いします。

　私、最近「ふるさと」という言葉が気になっていて……。「ふるさと」とか「故郷」とか。先日、ある謝恩会に出た折に、「ふるさと」が歌われるのを聞いたんですね。いいなあと素直に思う一方で、果たして私には故郷はあるのかなぁと考えてしまったんです。故郷を熱く語っている人を見ると、なんとなく引け目というか、後ろめたさを感じてしまう……。

　世田谷であの事件1)があって……。このあたりに移ってきました。ここの感じ、ここでのライフスタイルはとても気に入っています。町の賑やかさや、「芝の家」2)みたいな場所もある。でも故郷って言われると、ね。

　坂倉さんは、自分にとっての故郷はどこだと思いますか？

坂倉：そうですね。このあたりなのか、世田谷なのか。実家もお墓も世田谷なんですけど、それは私の祖父の代からで、祖父が生まれたのはこのあたりなんですね。

入江：芝（東京都港区芝）ですか？

坂倉：はい。400年ほど前からこのあたりにあったようです。でも故郷って言えるかというと、芝には、自分の小さい時の記憶とかはないんですよね。ルーツとは言えるかもしれません。

入江：私は、故郷はないっていうか、何か「ここじゃないどこか」をいつも求めていたように思います。ここじゃないんだよねっていう感じで生きてきたんだけど、もしかしたらちゃんと、その地域にコミットしてなかったっていうことだけなのかもしれない。

坂倉：杏さんは、出身はどちらなんですか？

入江：品川区です。とても個人的な話になりますが、そこに結婚するまでいて、結婚した時に目黒区に行きました。それから世田谷区に移って、子ども

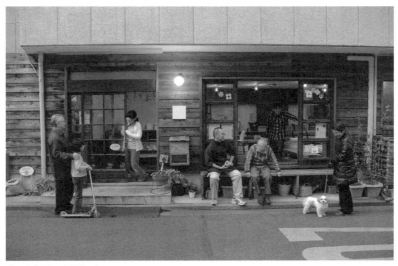

芝の家（写真：金原英二）

ができて、妹たちと一緒に暮らそうか、となって。私たちは海外に行く予定もあったので、むしろ妹たちのために一緒に建てて、引っ越したんですね。ただ、あの辺りはその後公園ができることになり、移転が進んでたので、妹たちには「時期が来たら引っ越しなさいよ。ここはちゃんと、公共用地になってるんだから、引っ越しできるからね」って言っていたんです。でも、妹たちも子どもができ……。２人目の子どもにちょっと発達のでこぼこがあったので、そう簡単に引っ越しできる状況ではなくなっちゃった。

　そして公園の移転計画によって、あっという間に人が立ち退いて、孤立したような家になってしまったんです。でもそこでずっと塾をしていたこともあり、いつもいろんな人が集まっている家で、寂しくなかった、怖くなかったの。だけどあんなことに巻き込まれてしまうと、何かあっという間に、そこが、本当に自分にとって大切な場所だったのが、もう、悲しい、辛い記憶の場所になっちゃって、故郷って言えなくなっちゃうんですよね。「ここではないどこか」を求めていたんだけど、あの事件で、ああいうかたちになると、何か、自分だけ浮遊しちゃったような、そういう気持ちになったんです。

坂倉：大切な場所が、辛い記憶の場所に。「ここではないどこか」を求めていたはずなのに、何かがあると戻れなくなってしまう。なんだかとても心細い感じがします。

　もともと人間は、その地に生まれ、そこに根ざして生きているのと、「ここではないどこか」を求めて移動して生きていくっていうのと、両方の性質を持っていますね。

　そのなかでとりわけ、ここではないどこかを求めてきた世代、時代があるように思います。先祖代々やってきたことを自分もずっとやっていればいいということではなく、近代以降は、そこから自由になってきた。自分の意思で、住むところを変えてもいいし、職業も違う階層に行って

もいい。全体的に見ると、地方から都市に出て行って、それで、農業から、ホワイトカラーになっていって、学歴を親の代より高くして、みたいなことが続いてきて。それに応じて、土地との結びつきも断ち切られてきた。

　しかもそのプロセスは、なんというかオートメーションのように、次はこうで、次はこうで、ってマニュアル通り進んでいくばっかりで、例外が許されにくい。そういうシステマティックな文化の中で予期しなかったことが起こってしまった時に、その工場のラインでは扱いきれず、どうしても外にこぼれ出てしまう。そういう危うさを感じます。一緒の世界に生きていたはずなのに、何かがあると急にその世界の外に追い出され、遠くなってしまう。

入江：そうなんですよ。私もそういう世代ですね。だから結局、若い人の就活も、亡くなる方の終活も、どっちもオートメーション的な社会のシステムの流れに組み込まれてしまった中で、選んでいくしかない。そういう状況の中で、魂の在り処はどこかを考える機会って、普通はあまりないと思うんですよね。

坂倉：そうですね。杏さんのお話にしても、特にそういうオートメーション的な社会システムに完全に埋め込まれたマスメディアに語る難しさがあるのではないでしょうか。「普通こうだよね」みたいものへ組み込まれることへの太刀打ちのできなさ、無力感みたいなことなのかなと思えます。

入江：こういうふうに、うんうん、と話が通じる場合ばかりじゃない。

　坂倉さんや"ご近所"の方々とお話ししていると通じる言葉が、別のところでは伝わらないことがあるんですね。言葉だけじゃなく、そういったことについて語ることの難しさというか……。

坂倉：よく考えたら当たり前なのに、当たり前であるはずの、死、死ぬことを語ることが、なんでこんなに難しいのか……。

入江：難しくなっちゃっていますよね。たとえば、今日は居酒屋さんで収録し

ていますよね。ここはもしかしたら、こういったことを話すには、最も相応しくない場かもしれない。だけど、こういう賑やかさの中で死者を思っていたこともあったのではないかと思います。でも、こういう居酒屋さんなんかも、すごく商業主義的になってしまって、どんどん、そういう空間から離れてしまった。でもそれを取り戻すことをどこかで望んでいる人もいるんじゃないかな。

　今の社会、街中は、いろんな死者が、遍在しているっていうことを感じられない佇まいになってしまっている……。

坂倉：もともと街中は、食べたり飲んだりというのは生き死にの現場だったはずですよね。それが今、商業の現場になっている。だからこそ、杏さんの葛藤というか、闘っているフィールドは大事だと思います。

入江：ありがとうございます。

坂倉：わかっている人たちだけですごいよね、みたいに言っていない。

　杏さん自身の悲しみの問題ではなくて、その悲しみと社会の接点のところに、辛さがある……。

　あるところでは共感を得ていた言語が、別の場所ではすごく粗末にされることって、あると思うんです。そこに、社会的な大きな課題があるんじゃないかな。そこをなんとかできたら、もっとよくなるのかなと思うんです。

## 02 ｜ 辺境から獲得していく

入江：法律用語では、そういうことを部分社会っていうんですって。メディアの影響などがあると、一つの部分社会がすごい肥大化しちゃう。

坂倉：部分があるということ自体が、全体にとっての事件みたいになっちゃうんですね。こんな変なというか、こんな報道すべき可哀想な人たちがいますっていう部分がニュースになる。

入江：そうそう、マスコミの方が部分社会かもしれないのに……。

　　　コミュニティだって、マスコミの人から見たら部分社会かもしれないけど、もしかしたら、普遍性があるのかもしれないし。

坂倉：どうやって世俗主義と闘ってきましたか？

入江：世俗主義と闘う方法？　坂倉さんから闘うっていう言葉が出るのは驚いたな。闘うっていイメージあんまりなかったから。

坂倉：やっぱり世俗的な常識とは闘わなきゃいけないと思っています。

入江：私もね、実はそう思ってるんです。でも闘うイメージはなるべく出さないようにしています。

　　　私は、世俗的な常識、イメージから違うものっていうのは、獲得していかなくちゃいけないものだと思っています。その意味では、闘うかもしれないですね。

坂倉：なるほど。

入江：少数者―私は辺境という言葉が好きなので、辺境性という表現をよくするのですが―からの問いかけの視点で、障害の問題や、LGBTの問題や、犯罪被害とかそういうものを見ていけば、もっともっとみんなが幸せになるんじゃないかと思っています。そういう視点を、獲得していくものとして位置づけてるんです。

　　　坂倉さんの活動を見ていて惹かれるのは、それが啓蒙活動になっていないところです。獲得しなくちゃいけないことなんだけど、そうしようとすると、つい、啓蒙という路線になってしまう。

　　　でも、こういうコミュニティに関することは、啓蒙じゃないところに新しさがあると思います。啓蒙的ではないかたちで、本当に、みんながつながって、ありのままでということができるのか。なおかつ、押しつけがましくなく、うまくできるのか。そういう、壮大な試みだと思っているんですね。

　　　芝の辺りも、いわゆる都会ですよね。でもちょっと「芝の家」に行っ

たら、みんながヴィオラとか、ヒヤシンスだとかいろんな春の花を育てている。その傍らに、オオイヌノフグリのような雑草も咲いていて。その様子をみて、すごく故郷を感じたんですね。思わず、摘んで帰りました。

　それで帰って、息子に「あなたの故郷を感じる植物はある？」って聞いたら「スティンギングネトル」って言ったんです。くっつき虫ですね。スティンギング、くっついちゃう、雑草。息子は4歳から12歳までイギリスの田舎にいたんですけど、そこに野原があったんですよ。そこで、先生がスティンギングネトルをくっつけちゃいけないっていうのに、ガーッて子どもが入って、体中スティンギングネトル状態になるっていうのに、故郷を感じるみたいなことを言ったんですよ。

　だからもしかしたら、その、どこでもない何かをいつも探していたけど、足元に、オオイヌノフグリがあるように、どこかの子どもたちにも、スティンギングネトルがあるのかもしれない。たとえば今日は「芝の家」では、子どもたちが、花を取って帰って行っていました。そういうことが、啓蒙とかいう、上からじゃなくて、下から、本当に足元に咲いてる、野の花を取ることで、できてるんじゃないかな。

坂倉：足元から立ち上げていく。

入江：昔は、もっと上から、「わかりなさい」みたいな言い方がされることもありました。でも今はそういう伝え方じゃなく、共に考えるようなかたち——要するに私が転んだり、ばかなことをしたりしているのを見つつ、まぁ、そうなんだよね、って一緒に考えてくれるということでいいのではないかと思うんです。そんなに、どっぷり考えるっていうことでなくても、転んだり、立ち上がったりするのを見てっていうことでいいんじゃないかなと。「あなたは間違っているから考えを変えなさい」っていうことでもなく。

　そのためには、やっぱり、アートの力を借りなきゃだめだな、とも思

います。アートミーツケアっていうのは、やっぱり、みんなが表現している、そういう中でしか出てこないような気がするんですね。啓蒙だと、誰かが話していて、聞くという一方通行になってしまう。聞くほうは、みんな表現しないんですよね。承る、みたいな。

そこのところにどうやって穴をあけていくかということを、いつも考えています。

だけど今回、年末に出演したテレビ番組の報道被害のことでは、ちょっと考えてもらうために、結局、対立的な構図をとってしまいました。それは、私にとっては、仕掛けなんですよ。体を張った仕掛け。格好悪いけど。

坂倉：格好悪い？

入江：なんか、体を張ることって、格好悪いなという思いがあるんです。でも、人間が生きていくって、そもそも結構格好悪いことだとも思うんです。私は、格好悪さをまだうまくさらけ出せないんですが、体を張ることも必要かなと。とても大変だけど、仕掛けていかないといけないなと思って。

坂倉：対立的な構図と言っても、信念の対立ではなくて、見ている世界の広さの違いからの対立ですよね。そう見た時に、そことどう関わるかと考えてみるといいのかなと。杏さんは、テレビで何かを公言するだけではなくて、主催されている「ミシュカの森」や、語り、絵本の読み聞かせなどの活動で、それを実行されているように思います。啓蒙的でも、二項対立のディベートでもない方法。

入江：そうですね。そうでありたいと思っています。

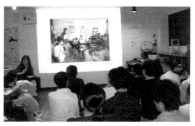

芝の家で行われたトークシリーズ「まちで生きること まちで死ぬこと」第1回ゲストとして「死をご近所でどう受け止めるか」というテーマで語った。

都市生活とコミュニティ

## 03 死者の力添えによって、発せられるようになった言葉

入江：私は、言葉について、誰が話したかということをあまり汲みしないほうがいいのではないかと思っています。

　誰が話したかとか、誰が受けとるかっていうことも大切だけれど、やっぱり言葉は言葉だと思うんです。受け取り手が、その言葉をどう受け取るかっていうことで、言葉の意味が変わることはあるかもしれない。私が言ったことも、あの人に言われた言葉だからこうなんだねって勝手に受け止められたりもするけど、言葉ってそういうものじゃないと思うんです。もっと言葉の純粋性のようなものがある。坂倉さんは、誰が言ったからとか、あんまりそういうのにブレない。そこが大切なんだなって思っているんです。誰が言ったかとかあんまり関係なく言葉を言葉のまま受け取る。

坂倉：逆に、毒にも薬にもならないというか、物議を醸さない当たり障りのないことしか言わない人も多いように思います。

入江：ありますね。

坂倉：大事なのは、自分の発言に責任を取りつつ、一般化された言葉なのに。

入江：私は、もう、あんまり当たり障りのないことを言わないんですよ。だから、変な人になっちゃって(笑)。でも、当たり障りのないことを喋ってる人はいっぱいますね。それをみて、当たり障りのないこと言ってるなぁと思う(笑)。だから、当たり障りのないことは言わないようになっちゃってる人と、当たり障りのないことしか言わないようにしちゃってる人との間に、大きなギャップがあることに危惧を感じますね。

坂倉：なっちゃってる人としちゃってる人の違い。なっちゃってる人は、自覚がないんですね。みんながそうだねって言ってくれる、自分が知ってる世間の常識を言うのが、自分の意見を言うことだというふうに身体化されてきてしまっていることも、残念ながら多い……。

入江：多いですね。一方で、そうでもない人もいるのに。そこのところを、本当に考えちゃいます。

　私自身は、生者と死者とか、こういうことを言えるようになったのは、やっぱり死者の力添えがあってだと思っています。もし自分のことだけを考えていたら、こうはならなかったかもしれない。私は生きているわけで、それこそその、「ここではないどこか」「ここにはない何か」を求めてきたわけです。そういう生者の論理だけで支配されて生きていると、なかなかそういう、ありきたりなことから出られない。

　とても大きな喪失体験があったので、傍から見たら、とても不幸かもしれないと思われるけれども、不運なことではあったかもしれないけれども、不幸ではなかったんですよ。というのは、本当の自分の心から紡ぎ出せる言葉が、発せられるようになった。それは多分、私の力じゃなかった。やっぱり死者の力添えがなくてはできないんです。

坂倉：死者に付き添われて、書く言葉を、獲得された。

入江：水路がね、切り拓かれたんだと思いますよ。でもそれはみんな持っているものだと思うんですよ。そんなことは私がするべきことじゃないとか理由をつけて拒絶しているだけで、誰でもが持ってることだということをすごく感じます。

坂倉：杏さんは大変なこともあったと思いますけど、とても自在な方——自由っていうか自在な方で、しかもいろいろ悩みつつも社会の中での使命を、ちゃんと摑んでらっしゃる……。活動とか発言とか行動自体がやっぱり表現だし、それが、その何か波動という影響っていうのを、みんながいただいて生きてるんだよなぁっていう風にやっぱり思うので、そういう意味ではアーティストですよね……。

入江：ありがとうございます。嬉しいです。

坂倉：啓蒙家ではなくてやっぱりアーティストなんだなって思うんですね。

　自在な人というのは、その、不運だったけど不幸じゃなかった、そこ

まで、そう表現されるまでにはすごく大変なことがたくさんあったと思うんですけど、その前の方が自在だったかっていうと、それは何かある種の、何も悪いことはなかったけれども、いろんな囚われとかがあった。それで、いろんなことを経験され、悲しいこともいっぱいあったけど、でも何かそういう囚われ方からは少し自由になっていらっしゃる……。

## 04 喪失体験を経て──"新しいご近所"をつくる

入江：故郷のこともそうですけど、何かないものを求めていたっていうのは、私自身が、東京、品川区の、いわゆる都会的なわかりやすい地域性のない場所……Somewhere of Nowhere っていうか、どこでもないどこかっていうところの生まれだったからだと思うんです。なんとなくそういうものを求めるところがあった。けれども、こういう大きな喪失体験によって、死者との交流によって、確かに獲得してきたものがあるんですね。平たい言葉で言えば、やっぱり、多様な気づきというか、豊かさをもたらしてくれたんだなぁと思っています。

東日本大震災は、誰にとってもすごく大きな体験だったので、震災前と後とでは、パラダイムが変わっていると思います。私の大きな喪失体験と言っても、震災によって、かなり多くの人に、同じくらいの喪失体験が共有されたと思うんです。だから、震災後、私はもう語る言葉が何もないなとも思いました。

大きな体験をして、初めて気づくことってありますよね。それまでは、ずっと続くであろう日常というものに寄りかかって、気づかなかったことに。

震災があり、当たり前に続くだろうと思っていた日常が、結構、脆弱なものなんだということに気づいた人はたくさんいると思います。本当に妹たちには申し訳ないけど、その、ね、4人亡くなったって……何か

言えるんだろうかって、本当に真剣に思ったんです。
　　だけど震災から5年目に入っても、やっぱり日常はあまり変わっているように見えない。あれほどの、ターニングポイントがあったのに、また結局、揺り戻されてしまったのかもしれない。その意味では、私が震災ほど大きなものじゃないにしても、長期被災のなかで何を考えているかを伝えていくことにも、意味はあるかなと最近は考えています。
　　坂倉さんにとっては、震災はどのような体験だったんでしょうか？
坂倉：震災は、私にとっても大きな体験でした。「死者に付き添われて」という感覚で、深い存在との関わりを持つようになった人も多いと思います。でも、コミュニティということに関してはあまり大きく変わらなかったのかな、とも思います。
入江：なんでコミュニティに関してはそんなに大きな……？
坂倉：震災の前後でコミュニティの大切さは変わらないはずなのですが、震災の前は、コミュニティのことを言うと、多くの人の反応は、確かにそれは大事ですが、他の人はきっと面倒に思ってるんじゃないですか？っていうような反応が多かったんです。
入江：わかります。
坂倉：それが、震災後はまったく逆の反応になってしまった。きっと、みんなコミュニティが必要だと思ってますよねっていうふうに。180度変わってしまったように感じます。
　　故郷という話でいうと、メディアはいわゆるわかりやすい故郷を持ってる人のことにフォーカスする傾向にあるけど、そうじゃない人もいっぱいいるわけです。むしろそうじゃなくて、私たち、都市部で生まれ育ち、生活している人たちは、やっぱり新しいご近所──昔ながらの町内会というかたちではなくて、だけど、自分が生きてきたことなどをお互いに受容できて、また何かと深くつながっている感覚を持てて、違いをちゃんと……。

入江：衒いなく言えてね。

坂倉：そうですね。それをつくらなきゃいけないと思うんですね。でも、どうやったらできるんだろう？

入江：どうやったらできるんでしょう、ね。ほんとうに。

　　　まず、共有するということはすごく大切だと思うんですよ。オープンにして。要するにプライベートをパブリックにしていく。

坂倉：プライベートをパブリックに。

入江：パブリックをオフィシャルに。プライベートをパブリックにって、逆なんですよね。だいたい、パブリックを押しつけられてしまうことのほうが多い。

坂倉：同調圧力みたいな。

入江：そうそう。いまの社会でそれと逆行するのは、結構大変なことだと思うんですよ。でも必要なこと。

坂倉：そうですね。

入江："ご近所"にしても、人と人は絶対につながっているはず。なのに、分断されてしまっている、っていうのは、不健康だと思うんですよね。もっともっと自由に。どっちにしろ一回しか生きていられないんですよ。

坂倉：そうなんですよね。

入江：そう。今のこれは一回だけだし、結構あっという間ですよ。

　　　私、あともうちょっとだと思ってるから、あんまり怖いものないです（笑）。もうなんでもありだなぁと思ったんですね。それが正しい理解かどうかわからないけど。だから、そんな、ビクビクする必要ないでしょう？　終活がどうのとか、一人ぼっちで死ぬかもしれないとか。なんでそうやって怖いこと言って、ビクビクさせて、幸せから遠ざけようとするの？　と思うんです。

　　　孤独死って言うけど、一人で死ぬの当たり前でしょう？　そんなことより、誰か愛する人がいて、その愛する人が、健やかな時も病める時も、

一緒にいられる時は一緒にいる、一緒にいられなかったらしょうがないじゃないですか。でもよかったよね、知りあえてさって思って生きる。そうやって生きていけたらいいんじゃないかなと思っています。

収録日　2015年3月13日

■注
1）世田谷事件（警視庁による正式名称は「上祖師谷三丁目一家4人強盗殺人事件」）。2000年12月30日に東京都世田谷区の一家4人が殺害されたこの事件は、数多くの遺留品があったものの、犯人逮捕にはいたっていない未解決事件で、現在でも捜査が続いている。
亡くなった母親の姉にあたる入江杏さんは、発生当時、事件現場となった家屋の隣に住んでいた。事件から6年を経て、事件と自らの体験を伝える活動をはじめ、現在も続けている。
2）「芝の家」は、港区芝地区総合支所と慶應義塾大学の協働によって運営される地域の居場所。2008年10月に港区芝三丁目に開設された。乳幼児から高齢者まで地域内外の人々が訪れ、多様な交流や地域の活動が生まれる拠点となっている。www.shibanoie.net/

入江　杏（いりえ　あん）
絵本作家、文筆家。国際基督教大学卒業。イギリスの大学で教鞭を執るなど、10年に近い海外生活の後、帰国。2000年、殺人事件によって妹一家四人を失う（「世田谷事件」）。その後、犯罪被害からの回復、自助とグリーフケアに取り組みながら、学校などで絵本創作と読み聞かせ活動に従事している。最近では自殺、難病と様々な現場の問題に取り組み、当事者の声を社会につなげようとフィールドを広げている。

坂倉　杏介（さかくら　きょうすけ）
東京都市大学都市生活学部准教授、慶應義塾大学大学院政策・メディア研究科特任講師、三田の家LLP代表、NPO法人エイブル・アート・ジャパン理事。「芝の家」運営などをとおし、地域コミュニティの形成過程やワークショップの体験デザインを、個人とコミュニティの成長における「場」の働きに注目して研究している。著書に『黒板とワイン―もう一つの学び場「三田の家」』、『メディア・リテラシー入門―視覚表現のためのレッスン』（慶應義塾大学出版会）、『いきるためのメディア―知覚・環境・社会の改編に向けて』（春秋社）など。

# 亡くなった人とともに生きる
―― ホスピスにおけるケアの営みをもとに

**田村恵子**(京都大学大学院医学研究科教授、がん看護専門看護師)

×

聞き手
**鳥海直美**(四天王寺大学人文社会学部准教授)

## 01 死を患者やご家族の手に取り戻す

**鳥海**：私が最初にホスピス[1]という言葉に触れたのは1997年8月頃でした。在宅ケアの現場にいた時に高齢の方を看取るという経験があり、私にとってはじめてのことだったので、「本当にこれでよかったのか」という思いに駆られていました。たまたま同じ職場の看護師が、柏木哲夫先生[2]の勉強会があるから行ってみないかと声をかけてくださって、淀川キリスト教病院に伺ったのが最初です。

**田村**：柏木先生がまだ定期的に淀川キリスト教病院ホスピスに来られていた頃ですね。具体的にどういったお仕事をされていたのですか？

**鳥海**：今でいうホームヘルプサービス[3]です。病院や施設ではなく、在宅で暮らしたいという方に関わっていました。当時はまだ介護保険制度もなかったので、社会福祉協議会や行政の対象から外れた方、障害のある方や高齢の方、さまざまなかたちで在宅ケアをしておりました。

**田村**：その頃でしたら、すごく大変だったでしょう。

鳥海：制度が何もない中で、どのようにケアを実践できるのかと模索する日々でした。今でも通勤途中に淀川キリスト教病院を見るたびに、いろいろなところを訪ね歩いては、何かにすがるように教えを乞うていたことを思い出します。

田村：私は1989年から淀川キリスト教病院のホスピスで働きはじめて、数年後に東京の看護系の大学院に進学しました。1997年でしたら、病院に再び戻ってきた頃です。その後、2012年に淀川キリスト教病院が淡路から柴島に引っ越したのですが、それまではずっとホスピスで働いていました。臨床の軸は常にホスピスにあり、緩和ケア[4)]を提供するためにいろんな病棟にラウンドし、看護師さんからさまざまな相談を受けることを20数年間していました。新しい病院に移ってからは、がん相談支援室の責任者として患者さんに関わっていくことに1年半取り組み、2014年1月からは京都大学で教員をしています。今は教育がメインですけれども、週2日間は、京大病院でがん看護専門看護師として働いて

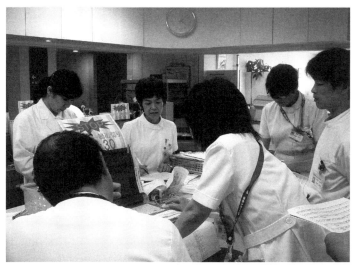

緩和ケアを提供するために各病棟をラウンドし、さまざまな相談を受ける。

います。淀川キリスト教病院の時とはまた違ったかたちで、患者さんやご家族に関わっている状況です。

鳥海：大学という組織に移られて、戸惑いはありませんでしたか。

田村：毎日、戸惑いだらけです（笑）。今教えている学生のうち、半分強は看護師になりますが、残りは企業に就職したり、大学院に進学したりします。きっちり看護を教えたいと思っていましたけど、もしかするとお節介になるかもしれないとも悩んでいます。

鳥海：これまで医療によって隠されてきた死を、患者さんやご家族さんの手元に取り戻す。田村さんはそのようなお仕事をされてこられたと思っています。医療における死と、そこから隔てられてきた患者さんのポジションについて、具体的なエピソードをまじえて問題意識をお聞かせいただけますか。

田村：私が看護師になった当時、病気は医療者のもので、主治医の考えによってすべてが決められていました。その頃は胃がんと肝臓がんが増加していた時代でしたが、ほとんどの患者さんは自分の病気について何も知らされていませんでした。患者さんもなんとなくおかしいと思ってはいるけど、誰も本当のことを言ってくれない。看護師は患者さんの一番近くでケアをするので、先輩の看護師さんから「悟られちゃダメよ」という指令が出るわけです。当事者である患者さんに何も言わないまま、周りをどんどん固めていって身動きをとれなくしていく。「病気は誰のものか」ということが、はじめにぶち当たった壁でした。

　あるご家族が「お母さんに病気のことを伝えたい」って言ったけれど、主治医にダメだと言われたんですね。ちょうど淀川キリスト教病院にホスピスができた年でした。そのご家族がホスピスにお母さんを転院させたいと言われて、移って行かれました。その後、その方のお見舞いに行ったのが私とホスピスとの出会いでした。その当時、ホスピスについては柏木先生の本が出ているだけの状況でした。その本を読んでも正直

よくわからない。これは実際に働くしかないと思って、淀川キリスト教病院の門を叩いたのが1987年です。最初は内科の外来と救急外来とで働き、2年後の1989年にホスピスで働けることになりました。

　ところが、次に戸惑ったのは何もしないで看ることの苦しさです。こういう状態の時にこの薬を投与したら延命できるっていうことがわかっているのに、何もしないということに私自身が苦しくなってしまって。半年くらいは「医療ができることを放棄しているのではないか」と悩んでいましたね。でも、ここに入院している人たちはがんの末期で、治療したとしてもいのちがわずかに長らえるだけ。それよりは苦痛をとって少しでも穏やかに過ごしてもらおう、そういう考えでホスピスは営まれていました。が、苦しかったですね。「穏やかな最期を迎えるために、病気のことをちゃんと本人に伝えて、一緒に考えることができればいいな」という夢を持っていたのが、現実は厳しいんだ、こんなに苦しいんだということが身にしみました。

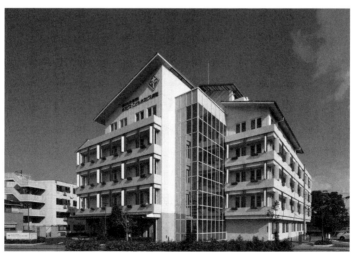

淀川キリスト教病院　ホスピス・こどもホスピス病院（淀川キリスト教病院の新築移転に伴い、2012年に、日本初のこどもホスピスを合わせた施設として開院した）

## 02 亡くなりたいと欲している身体に気づく

鳥海：なすすべのなさ、無力感に直面する中で、どのように折りあいをつけてこられたのですか。

田村：ホスピスで適切な治療をすると、1分間に150回の心拍数でも患者さんは穏やかに寝ているんですよ。150の心拍数というと、本来なら全力で走っている状態です。症状を緩和することによって、本来は喘いでいるはずなのに、看ている人たちにその苦しさが伝わらないという落差があるんですね。それは大きな発見でした。医学における治療の目的は、心拍数そのものを緩やかにすることによって本当の意味で回復することです。でも、それは積極的治療が功を奏しないかぎりありえないので、ホスピスでは150の心拍数を減らしていこうとはしない。150のままで、患者さんが感じている苦痛をできるだけ少なくする、もしくは看取ろうとしているご家族の人たちが「苦しそうにしてない」と思えるようにする。そのためのケアが行われるわけです。最期まで積極的治療をして、すごく苦しんで、歯を食いしばった表情のまま亡くなっていく人もたくさんいます。身体は亡くなりたいと欲しているのに、治療によってそれをストップさせて、さらには向きを変えようとする。そうではなく、積極的に治療はしないけれど、家族にしっかり感謝の気持ちを伝えて亡くなっていく。その過程に、なにか自然な穏やかさを感じたんです。亡くなるという事実は変えられませんが、患者さんが苦しまずに亡くなっていくことによって、看取る人の脳裏に焼きつく最後の姿は変えることができる。さまざまな人の死を体験する中で、そうしたことが自分なりにわかってきました。それが私のケアに対する大きな原動力となり、そのために様々な工夫をしていくことが、ホスピスの中でケアをかたちづくっていく楽しさにつながっていきました。

鳥海：「身体は亡くなりたいと欲している」という言葉が印象的でした。その

ような身体性を感受されて、自然な穏やかな死のプロセスを支えていくというのが、医学的処置と田村さんが実践されてきたケアの対立軸だと思います。その感受性というのは、具体的にどのように培われ、どのように感じられるのでしょうか。

田村：瞬間ではなくプロセスで見ていくことが大切です。たとえば、がんの患者さんは亡くなる1ヶ月前は割合元気なんですね。外出できますし、お食事もそれなりに食べることができます。そこから徐々に動くことが難しくなっていく。ある朝、お手洗いに行こうと思ったら起きられなかった、という経験を多くの人がされるんですね。私たちがお手伝いして、ベッドから立つことができると一人で歩ける。患者さんとしては「ちょっと調子が悪かっただけ」と思われるのですが、看護師にとっては、死に向かって進んでいるサインなんです。「ナースコール押して呼んでくださいね」と伝えますが、患者さんはまだそれほど深刻に受け止めていないので、一人で大丈夫だと思われています。また次の日も起きられなく

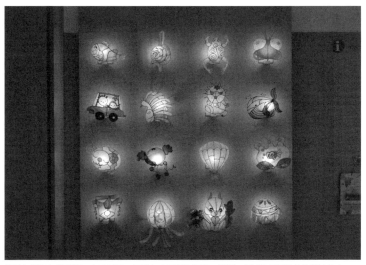

淀川キリスト教病院　ホスピス・こどもホスピス病院　照明。地域の工房より寄贈された。

ても、「看護師さんに頼ってばかりだから駄目なんだ」っておっしゃったりして、そこは受け入れられないんですよね。そのやりとりがこちらも難儀する時ですし、患者さんも一番苦しい時だと思います。

　そして、最後の2週間を切った頃から、坂道を転げ落ちるように悪くなっていきます。患者さんも自分の身体の衰弱に圧倒される状態で、日々衰えていくんですね。私たちとしては看取りの態勢に入っていかないといけないので、ご家族の方に「そろそろ夜付き添いませんか」と提案したりしながら、必要なことを整えていきます。

鳥海：亡くなりたいと欲している身体性に気づく最初の信号が、朝お手洗いに起きられないことであるという話は、とても動物的な現象だと感じました。犬や猫の場合もまず問題になるのが、いつもの姿勢で排泄ができなくなることです。では、人間が亡くなっていく過程において、動物と隔てて最後まで患者さんを人間であらしめるための看取りというのは、どういうものだとお考えでしょうか。

田村：歴史上に残る人は、亡くなった後もずっと年表に載るじゃないですか。でも通常私がお世話をしている人は、もちろん私自身も含めて、年表に

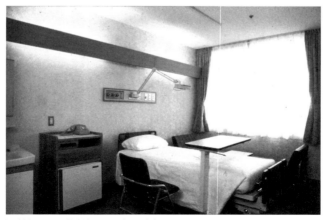

旧淀川キリスト教病院　ホスピスの病室

載ることはありません。その人たちの生はどうやって次の世代に受け継がれていくんだろうと考えると、関わった人の心の中にしか残らないと思うんです。その人を大切に思っている人たちの心の中に、しっかりとその人が生きたことを残していくことが、（患者さんへのケアに加えて）心がけていることです。関係の中にその人がどう残っていくかということが、人が生きて死んでいく中でできることの最たるものではないかと思っています。今の世の中、ずっと仲違いしている人って多いじゃないですか。できれば最後に和解して……。

鳥海：そんなに多いですか（笑）。

田村：多いです（笑）。私が病院を離れる5年くらい前から、お互いにとことん許せないまま長く過ごしている家族が増えました。家族も様変わりしているので、家族というよりはむしろ、その人を大切に思っている人に、その人の生き様を残すことを目標にしていました。私たちは患者さんの生きてきたコミュニティも知らず、そこに行って「こんな最期でした」と伝えることもできないので、できるだけ患者さんのことを大切に思っている人たちを巻き込んでいく。ただ、医療の現場はいわゆる戸籍上のつながりが第一で、戸籍上のつながりがない人をどこまで巻き込んでいいのかというのは微妙な問題なんです。何度も話し合いをしますが、私たちがケアをする中で「あの人には絶対にいてほしい」と感じる方にお願いをし、一切の負担はかけず、ただその場にいることだけを担ってもらう。そういうふうに、付き添いのかたちを明確にして親しい人を巻き込むことをしていました。

## 03 亡くなった人とともに生きる

鳥海：田村さんの話をお伺いしていると、これまで看取られた方のエピソードをありありと語られていて、それを聞いている者は、本当にその姿が見

えてくる感じがするんですね。田村さんは多くの看取られた方とともに今生きて、ともに語ってらっしゃるという感覚すら覚えます。看取られた方とともに語るというのは、田村さん自身、どういう感情の経験をされているのか聞かせていただけますか。

田村：ちょっと涙が出てしまいました。私はたまたま看護師として多くの方に関わらせていただいて、いろんなことを伺ってきました。患者さんはだんだん動けなくなって、すぐ近くのものも取れなくなるので、実際には看護師と患者さんの距離はどんどん近づいていきます。でも、ある程度の距離を保っていないと患者さんは語れないんですね。距離感を調整しながら、その日その日で立ち位置を決めています。たとえば、今日は昔の話をしたいんだなっていう時は、私は「はい、聞かせてもらいますね」という距離感です。そのなかで「ちょっとティッシュ取って」って言われた時には、距離も近づかないといけない。でも、近づいたままでもいけない。どの位置に座って話すべきか。背中越しに話しかけるべきか、対面して話しかけるべきか。そういうことを考えながら、患者さんたちが語ること、もしくは語れないことを聴いていきます。なので、一つひとつの語りが自然と細かく私の心の中に残ってるんです。

　今もある女性のことを思いながら話していますけど、その人はすごく小樽が好きで、ちょうどお話をした翌週に私は小樽に行く予定だったので「来週行くんです」って言ったら、目をきらきらさせて、「おいしいケーキ屋さんがあるから、ここに行きなさい」って言われて。そういったところまで今でも思い出せるんですよ。その時はその人のことを一生懸命考えてるだけで、丁寧に覚えようとしているわけではないんですけど。その場面がガシャンと写真のように入っている感じでしょうか。

鳥海：声が残っているということは、亡くなられた後も関係の中にその人が残っていくということにもつながるでしょうか。

田村：そうですね。もちろん身体としては亡くなっているんですけど、あまり

私に実感はなくて。お家に行って仏壇を見た時に「あっ、亡くなっているんだ」って思ったりしますけど、こうやってお話ししていると亡くなっている感じがしないんですよ。まだ一緒にいる感じです。お名前はどうしても思い出せなくなることがありますが、「あの人はこんな声だった」というのは残っているんですね。

鳥海：患者さんのさまざまな症状の記憶よりも、声の記憶のほうが残っているんでしょうか。

田村：お会いしたばかりの患者さんはまだ外来に来られていることが多いので、最初のご挨拶の様子を思い出すと症状はセットで出てきますが、看取るプロセスの中ではあまり残ってないですね。症状はホスピスに来ると和らぐことが多いので、「そうや、肺がんやったんや。息苦しくなるはずね」という感じで、ときどき忘れていたりします。看護師としては、ちょっとよろしくないかもしれません（笑）。

## 04　ご家族に「心残りない」と感じてもらうために

鳥海：亡くなった方とともに生き続けるということは、時に励ましとなり、時に「本当にこれでよかったのか」という悔いを抱えることにもなると思います。死者とともに生きていく遺された者のあり方として、お考えになることがあればお聞かせください。

田村：10年前にお子さんを看取ったお母さんが、久しぶりに病院に来られてロビーで急に泣き出したことがあったんですね。落ち着いてから話を聞くと、「普段は別に泣いているわけじゃない。仕事もしているし、家のこともやっているけど、ここに来たら急に気持ちが10年前に戻ってしまった」とおっしゃったんですね。「本当にこれでよかったのか」と悔いを感じるご遺族の方は多いと思いますし、私たちも「本当にこれでよかったのか」と思うことは少なくはありません。でも、ケアをしている

私たち医療者も根本は同じ人間なので、完璧であることはありえないと考えています。その前提に立って、私たちがその人にとってできる最大のことは、決してベストではなくセカンドベストまでだと思っています。そのセカンドベストを実現するために、ご家族の方の意向を聞き、ご本人の意向を聞き、医療者側の意向も伝えて、皆で話しあって決めることを大事にしています。ご家族の人が「あれでよかったのかな」と言われることはありますが、「あのときあれだけ毎日、雨の日も風の日も通い、夜も寝ずにお世話されたじゃないですか。悪くなっていく時にも、私たちで話しあってこうしようって決めて、ご本人もそれがいいっておっしゃったじゃないですか。それ以上によいことなんて人間の知恵では無理ですよ」とはっきり伝えます。そのお母さんにもそういうことをお話しました。簡単に納得できるものではないですし、「もっと患者さんによいことをしたい」という思いはもちろん私にもあります。

　看護師側のテクニカルなことですけど、ご家族の方に「心残りはない」と感じてもらうことが大事なので、若干疲れたと感じるぐらい看病してもらいます。余力がありすぎると家族はあれこれ考えこんでしまってよ

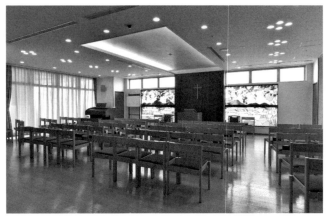

淀川キリスト教病院　ホスピス・こどもホスピス病院チャペル

くないことが多いです。退院後の一週間はまた違う大変さがあるので、一週間くらい動ける余力を残すところまで疲れてもらう、というのが理想です。

鳥海：一緒に併走しつつも、ご家族の看取りの経験を看護職が奪わない。

田村：ご家族の方ができることを手伝い、それでも充分じゃないところだけこちらでするイメージです。患者さんが生きている時も一緒ですね。患者さんからできることを全部奪ってしまうとよくないので、できることはしてもらう。「実は手伝ってもらっているんだ」とどこかで気づけないと心の準備になりませんし、最期は「もう丸投げするしかない」と手放せるようになってもらわなければいけません。一方、患者さんにも「自分で生き抜いた、頑張れるところまで頑張った」と思ってほしいんですね。

鳥海：医療機関での死が8割を越える現在にあって、人々から看取りの経験が奪われている中、ご家族が看取るということを学んでいく、そういう場を提供されていると感じました。ままならない身体を引きずって、この痛みから解放されたい、けれども最後まで生き抜きたいという患者さんの主体性、その想いをどんなふうに受け止めていますか。

田村：お任せするというのも選択肢ですから、お任せして生き抜くという方法が人にはあると思うんです。決して諦めているわけではなく「ここからは自分では無理なので頼む」と任せる、こちらは「わかりました、大丈夫よ」と応える、それも生き抜くひとつの方法です。たとえば、「お手洗いだけはできるだけ最後まで自分で行きたい」と言われたら、看護師四人がかりでもお手洗いまで行くことをお手伝いします。そうすると患者さんたちは「悪いな、ありがとう」とおっしゃられる。それが普通の社会のありようですよね。お世話をしてもらって当然だと思うのは、普通の社会のありようではないと思います。「ありがとう」とか「すまんな」と言えることが、人として平等であるということでしょう。私たちがケ

アする側、患者さんがケアされる側だと思ったら、患者さんを楽にすることが全てになるんですけど、それは違うと私は思っています。同じように私も生きているし相手も生きている、そんな平等な存在であるのだけど、たまたま目の前にいる患者さんは人の手を借りないと自分のしたいことができない状況に置かれている。こちらが一方的にケアをしてあげるというのではなく、「それを選ぶなら、ここはしんどいけれどその部分は負ってくださいね」とやりとりしながら、できるかぎり一緒にやっていくということなんです。

鳥海：著作の中にも「つくりあげていくケア」というセンテンスがあって共感したのですが、まさに今おっしゃっていただいたことが、ケアの担い手の主体性と患者さんの主体性とのぶつかりあいの中で、人それぞれのケアのありかたを探っていくということだと思いました。

## 05 ｜ 毎日を一緒につくって、営んでいけばいい

田村：「ホスピスは1から10までしてもらえるところ」と思っていらっしゃる方が多いかもしれませんが、それでは不平等な世界になってしまうので、その人が担えるところは担ってもらうのが本当の意味でのケアだと思っています。看護師三人の手が要ることが、患者さんが「自分でちょっと頑張るわ」と担ってくれたら二人でできる、そうしたらもう一人の看護師は他の人のところに行くことができますよね。それが普通の人が生きているありようですし、それをできるだけ大事にしたい。だから、1から10までしてあげることは決してよいことだと思っていません。看護師は「あれもこれもしてあげたい」ってよく言うんですけど、社会で一人前に生きている人にそこまでみんながしてくれることがあるのか。そこにケアする者とケアされる者の区別がすでに生じていますし、その区別をできるだけなくすのが、ホスピスという場所のはたらきではないか

と思います。私が患者さんと話しているのを学生さんや他のスタッフがそばで聞くと、「こわい」って言われるんですね。ストレートに何でも言うので、「そこまで言いますか?」ってひかれてしまうことがあって。過激かなとも思いますけど、患者さんと私の間ではそうでもないんですよ。相手がそこまで受け止める余裕がない場合は相手にあわせて控えめに言いますが、そこでさじ加減をすることがケアではありません。毎日を一緒につくって、営んでいけばいい。

鳥海:患者さんの最後まで生き抜くという主体性、それを具現化するためのやりとりが日常のケアの営みの中にあり、対話を通して今日のケアを一緒につくっていく。目の前にいる患者さんが本来持っている、自分をケアする力をとても信じていらっしゃいますね。

田村:そうですね、力はみんなにあると信じています。そうでなかったら病気になるまで生きてこられないですよ。80年も生きてきた人に力がないはずがない。少なくとも私よりはあると思っているので、その人の力も借りながら一緒に毎日を過ごしていけばいいんじゃないかというスタンスです。

鳥海:先ほど「社会」という言葉を使われていたのが印象的でしたが、この言葉から連想しがちな「看護師の時間や体力が無尽蔵ではない中で、すべての患者さんに平等に資源を分配しましょう」という話ではないですよね。量的な分配の問題ではなくて、一緒に頑張りましょうと呼びかけるような。

田村:たとえば、ある患者さんに10のケアをしなければいけない、でも今日はその人の調子がよくて7できそうなのでしてもらう、そして私は3だけお手伝いする。別の患者さんは、今日は2しかできなくなっている。そんなとき、患者さんが助けてくれた7の分を別の患者さんに持っていくことができます。私も助けてもらっているんですね。同時にナースコールが三つ鳴ったりすると、一人のところへ行くと、一方で待ってもらっ

ている患者さんがいるわけです。患者さんが待ってくれているその時間は、別の患者さんの為にその患者さんが与えてくれている時間だと私は思っています。今の日本がどうかはわかりませんが、お互いに社会の中で支えあい、「ありがとう」と言いあうことができてはじめて、人が生きていくということが成り立ちます。ホスピスというコミュニティの中には、私たちも含めて50人くらいの人がいるわけですが、そこでお互いに支えあわないとそのコミュニティは成り立ちません。患者さんには「あなたに待ってもらったから、あの人にこんなことをすることができました。ありがとう」とお礼を言っています。

鳥海：別の言い方をすると、患者である自分と田村さんという二者関係だけを見るのか、それともホスピスの中に待っている他の患者さんがいる、その他者たちの存在を想像できるかどうかということにもつながりますね。田村さんの関わり方というのは他者への想像力を喚起するものであり、人が死んでいくうえで最後まで人であるからこそ、そういった想像力を持てるわけですね。

田村：患者さんたちは、普段「ありがとう」ばかり言っているから、きっと私

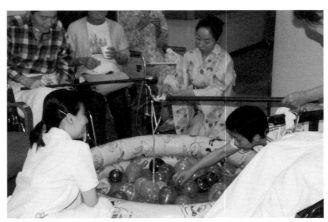

旧淀川キリスト教病院　ホスピスでの夏祭り

たちにも「ありがとう」って言ってほしいじゃないですか。本当は「ありがとう」の回数は同じはずなんです。

## 06 希望としてのケア

鳥海：そういう関係をつむぐことができれば、みんながホッとできますね。
　　　そのような田村さんの実践においては、死というものがどうしても避けられないものとしてあると思います。それは専門職としての立場を超えて、一人の人間として辛いことでありますし、ご家族にとっては絶望であるわけです。しかし、その絶望が田村さんがいつも語られる「希望としてのケア」につながっていく。田村さんにとって絶望と希望は裏表のようなものなのか、あるいは濃淡があるものなのか。絶望と希望の関係性について、お考えを聞かせていただけますか。

田村：病気が判明して10年の付き合いの方もいますし、患者さんが亡くなるのはたしかに悲しいことです。でも私の場合はそのあとも仕事としてのケアが続くわけですね。「これがその人から受け継がれたものだ」と言えるほど明確ではないのですが、亡くなった人から何かを受け取って次の人に向きあっているという確信があり、それが希望につながっていると思います。患者さんから「他の患者さんはどうしてる？」ってよく聞かれるんですよ。そんなこと私たちから全部言えませんよね（笑）。でも、過去のいろんな人の記憶を織り交ぜながら、さっきお隣で起きたことも含めながら一つの出来事としてお伝えしていく中で、「それならこれでいいかな」とか「これから辛いことが起こるんやな」とか、よいことも悪いことも含めて、その人が生き抜くための力になっていくんだと思うんです。ですから、亡くなることは悲しいですけど、すべてはそれこそ私の身に染みついていっているはずです。それを使ってまた次の人に向きあえるというのは、看護ならではと思っているんですね。ご家族の方

でもその後の人生の中で看取る経験がゼロという人はまずいないですし、いつかは自身が朽ちていく時が必ず来る。そのときに「あのときホスピスで楽に死ねたな。自分も同じ病気やからホスピスに行こうかな」と思うかもしれない。ホスピスで家族を看取った人で、死へのプロセスが鮮明すぎて自分はこわくて行けないという人と、あんなにしんどかったのが楽になったから自分もそこで死にたいという人と半々なんです。でも少なくとも、あとに続く人それぞれの生に何らかの形で関与できるというのは、私は希望だと思っています。

鳥海：生を終えられて、その人の身体的な生は止まったとしても、広い意味での活動というのは田村さんを介して別の人とつながっていく。ケアというのは不思議な関係ですね。このような関係は他にはありえないのでしょうか。

田村：それはあるんじゃないですか。家族の方は自覚していないでしょうけど、

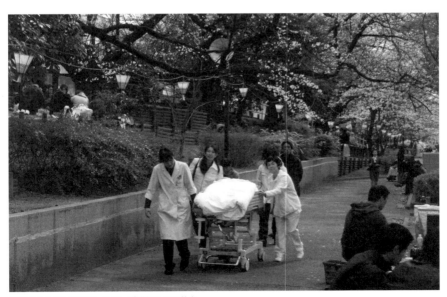

旧淀川キリスト教病院　医師、看護師らとの外出

残された配偶者の方が「おじいちゃん、こんな人やったんよ」って孫に伝えるじゃないですか。「おじいちゃん、そんなに良い人だったっけ？」みたいな（笑）。その語りによって、おじいちゃんの生が次の世代に受け継がれていく。私の場合はそれが仕事なので、意識化されているというだけの違いじゃないかと。

鳥海：人と向きあうというのはそういうことかもしれませんね。その空間だけで完結せず、身体の中に記憶として、あるいは声やエピソードや場面というかたちで残っていく。それがまた、別の空間で人と関わる時に投影されていく。身体の中に受け継がれたものを、次に向きあう相手にケアとして活かしていく。そこにこそ希望としてのケアがあるというお考え、とても考えさせられます。

## 07 ｜ はじめに感じた違和感を持ち続ける

鳥海：田村さんのお話を伺うと、非常に、自分の身体の記憶、自分の直感を信じていらっしゃるような印象を受けます。実際、看護の中でもそうなのでしょうか。

田村：お部屋に入った瞬間に「いつもとちょっと違う」と感じることがあるんですね。単に模様替えしたということではなく、昨日と同じように患者さんがいて寝てらっしゃるんですけど、何か違うものを感じる。その直感を無視しないようにしています。これは何なのか、という問いを明確にしていく作業なんですね。多くの場合は日常の業務があるので、おかしいなと思っても、いつも通り体温と血圧を計って終わりにしてしまいがちです。そうではなく、この直感が何から来ているのかを探すんです。私たちが関わっているのは患者さんの24時間のうちのほんの一瞬ですし、お部屋にいる間ではわからないことも多い。家族にヒントがあると思ったら、受け持ちの看護師に「昨日家族とどういう話をしたか、チャ

ンスがあったら○○について聞いてくれる?」ってお願いしたりします。それからも時間は刻まれていきますが、「これだったのか」って思うことって必ずあるんですね。そのときまで、はじめに感じた違和感を持ち続けることだと思います。それを忘れてしまうと、その人にとって必要なことが充分できていない感じがする。

鳥海:その境地にまで達するのは、新人ナースには難しいですよね。多くの実践経験を積んでこられて、新人ナースが見過ごしてしまう微妙な違いを直感的に感知することができる。

田村:新しい看護師さんが来たら、まずは昨日と今日の違いをしっかり見ることが大事だと言っています。身体を観察するだけではなくて、昨日はティッシュペーパーがこっちにあったのに、今日はこっちの端にあった。その理由を考えることです。こんなところにあったら取りにくいのに、誰かがわざわざそこに置いたのか、それともご本人が何か意図があって置いたのか。そういうことを積み重ねていくことが必要です。データではなく画像で覚えていたら、違いがよくわかるんですね。

鳥海:雑多な日常業務に追われる中で、昨日と何かが違うという気づき、それを見失わないために工夫されていることはありますか。

田村:無理矢理解決したかのように思わないことが一つ。あとは、解決に時間のかかる場合が多いので、病棟の様々な管理業務をしながら、その日あったことを記録する時に「今日は解決できていない、また明日考えよう」と意識しています。簡単なことですが、自分の心にリマインドするんです。数日続けていると、わざわざリマインドしなくてもそれが染みついています。

鳥海:私の同級生に佐久間新さんというダンサーがいて、彼は毎月2回、いろんな障害のある人と振り付けのないダンスをしているのですが、障害についての知識が一切ないので言葉で判断しないんですね。実際に踊ってみたら「いつもと何かが違う」時があるそうです。彼はその場で瞬間的

に「今日はこうしましょう」と言って、2時間の枠内で腑に落ちるまでいろいろやってみるんですが、おそらく実際に身体に触れることで、それまでのダンスの記憶と照らしあわせて、私たちには全然わからないその人の変化を感じているんだと思うんです。頭で解決しないということがポイントで、そこに接点があると思って聞いていました。

田村：頭では解決していないですね。考え抜いたすえにわかる、ということではないです。本人自身も気づいていないことの方が多いかもしれませんね。身体の状態が明らかに悪化している時は、私たちの得意分野なので、ちょっと触ってここがおかしいねってわかりますけど、患者さんを取り巻くものが微妙に変化している時はなかなかわからない。本人も「別にどこも痛くない」っておっしゃいますし。でも、何かが違うわけです。それは身体的なものもあるし、心の問題もあるし、家族との関係もある。

## 08 亡くなった人にもむこうでまた会える

鳥海：田村さんは淀川キリスト教病院で、人を看取る学びの場をつくる、そして看取ったあとも関係性の中で死者の声を聴く、そんな実践をされてこられましたが、それは病棟というコミュニティですよね。在宅死という現象に顕著ですが、病棟ではなく地域というコミュニティの中で、看取りが展開されつつある時期にきていると感じています。その際に、田村さんの実践から伝えられることがもしあれば、是非お聞かせいただきたいのですが。

田村：今は地域での看取りも進んでいると思いますが、それぞれの人が「自分も死んでいく」という自覚があるかどうかが重要な気がします。ホスピスという場所は、亡くなる人が来るところだという大前提があります。だからそこで働く人も、ある種の覚悟と言うと大げさかもしれませんが、そういうところで働いているのだと思っているわけです。です

が、実際そこの街角にいる人たちが、みんなそういう心持ちを持っているかというと、そうではありません。私は絶対死にたくないという人と、私たちはいつか死ぬんだと思いながらケアをしている人とが混在している、それが地域コミュニティだと思うんです。もともと人は様々な状況の中で生まれて死んでいく存在だということが、一人ひとりに、それこそ頭で理解するのではなく自らの存在として実感できていれば、「家で悪くなって苦しんでるけど、ここで死にたいって言っている。じゃあ私が手伝えることは何だろう」という地点から考えられるじゃないですか。よりよくしないといけないと思ったら「家では無理だ、救急車を呼ぼう」って絶対なると思うんですよ。そうではなく、私もこの人と同じような状況を生きていて、そうであるからこそ今私ができることは何だろうと、みんなが考えればいいんじゃないかって思っています。

**鳥海**：田村さんのお話を聞きながら、「死って何なんだろう」ということがずっと気になっていたんですが、どうでしょう。田村さんの中で、生と死は実はそんなに違わないというか。

**田村**：違わないですね。どういう辿り方かは様々ですが、みんな行き着くところは同じなので、死に対するショックもあまりなく、ごく自然なことだと感じています。残った私もいつかは死ぬわけで。私が「患者さんが亡くなった気がしない」と感じているのは、今は生きているからそう思っているだけかもしれない。もし死んで意識があったら、「生きているのってよくわからへんわ」って思っているかもしれません (笑)。

**鳥海**：生と死が、対称的ではないのですね。

**田村**：亡くなった人にもむこうで会える感じがしているんですよ。別れる時も「じゃあまたね」という気持ちです。私が亡くなってからのほうが、むこうに知り合いがかなりいるので今よりも忙しいんじゃないかな (笑)。「そろそろになったら交通整理しといてくれる？」と患者さんに頼んでいます。皆さん順番に列に並んでもらって。今度はたぶん時間制限はない

と思うから、ゆっくりできると思います。皆が亡くなった後の話をして、こんなことがあったのよってお喋りしたいですね(笑)。

収録日　2015年4月29日収録

■注
1) 末期患者に専門的なケア(緩和治療や終末期医療など)をする特別の施設およびプログラムのこと。
2) 金城学院大学元学長、大阪大学名誉教授、淀川キリスト教病院名誉ホスピス長、日本ホスピス・緩和ケア研究振興財団理事長。1965年、大阪大学医学部卒業。同大学精神神経科に3年間勤務し、ワシントン大学に留学。帰国後、淀川キリスト教病院でターミナル(末期)ケアに従事。1984年に日本で2番目のホスピスを開設した。日本におけるホスピス・緩和ケアの第一人者として知られる。
3) ホームヘルパー(訪問介護員)が自宅を訪問して、入浴、排せつ、食事等の介護(=身体介護)や日常生活上の世話・支援(=生活援助)を行うサービスのこと。要介護者が受ける訪問介護と要支援者が受ける介護予防訪問介護の総称。
4) 重い病を抱える患者やその家族一人一人の身体や心などの様々なつらさをやわらげ、より豊かな人生を送ることができるように支えていくケア(特定非営利活動法人日本緩和医療学会の説明文より)。
参照：緩和ケア.net　http://www.kanwacare.net/

田村 恵子(たむら けいこ)
京都大学大学院医学研究科教授。1997年にがん看護専門看護師認定を取得。わが国における末期がんに対するホスピスケア(緩和ケア)の草分けである大阪市・淀川キリスト教病院で27年間看護師を務め、6000名を超える看取りに向き合う。2014年より現職。
ホスピスでがん患者を最期まで看取り、家族の看護にも取り組む姿がNHK「プロフェッショナル仕事の流儀」で2008年に放映された。また、ドラマ化もされている。著書に『また逢えるといいね　ホスピスナースのひとりごと』(学研)、『余命18日をどう生きるか』(朝日新聞出版)など。

鳥海 直美(とりうみ なおみ)
四天王寺大学人文社会学部准教授。民間のホームヘルプ事業に携わった後、社会福祉専門職の養成教育に従事。いのちの脆さと逞しさが露呈されるケアという営みの価値と、障がい児者・高齢者のケアを社会で支えていくための方法に関心を抱く。2009年より現職。NPO法人あるる理事。共著書に『子どもアドボカシー実践講座：福祉・教育・司法の場で子どもの声を支援するために』(解放出版社)など。

# 人や場に寄り添うアートプロジェクト
―― 「やさしい美術プロジェクト」、鳥栖喬との出会いから

**髙橋伸行**（やさしい美術プロジェクトディレクター）

×

聞き手
**井尻貴子**（NPO法人多様性と境界に関する対話と表現の研究所事務局長）

## 01 「やさしい美術プロジェクト」のはじまり
―― 場所や人にくっついて考えていく

髙橋：「やさしい美術プロジェクト」[1]（以下、「やさしい美術」）は、僕が呼びかけて有志が集まり、2002年からはじまったプロジェクトです。主に病院で、何か自分たちができることはないだろうか、と考えていくところからスタートしています。

　最初に足助病院という療養型病院へ声をかけさせてもらいました。病院で最初に行ったのは、患者さんが入院している病室を回るということでした。思えばそれがその後、「やさしい美術」として活動していくうえで欠かせない大事な営みになりました。

　学生や卒業生の有志と一緒に、「病院に行ってみよう」と。そのときは、頭の中ですでに病院のイメージができあがってしまっています。ところが現場に行ってみると、そんなことまったく通用しない。これから元気になっていく方もいるし、弱って亡くなっていくっていう方もいる。話しかけてもほとんどお話ができないとか、そういう現実を目の当たりに

して固まった病院のイメージが崩れていく。

　ここで何ができるんだろうってみんな悩んだ末に、自分の美術作品を飾ろうみたいな気持ちから、「作品」ということを離れてもいいからそこでできることを探す、というような発想に切り替わっていきました。

　その年に最初の作品展示をした時も、空いている壁に絵画を展示するという発想ではなくて、病室にいる人が、ちょっとでも廊下に出てみようという気持ちになるものはどういうものだろうとか、ご家族が訪れた時に、病室にすっと自然に入って行けるような雰囲気にするにはどうしたらよいだろうかというような、場所や人にくっついて考えていくような考え方、発想が生まれてきた。それが、「やさしい美術」の活動のベースになっていくところがありましたね。

　病院はそれぞれ違う特徴を持っていますし、「病院に適した作品」と考えるとなかなか難しい。療養型や急性期の病院、緩和ケア病棟……場所によっても、人によっても変わってくることなので、僕からどういうものをつくらなきゃいけないってことは一切言いません。プロジェクト

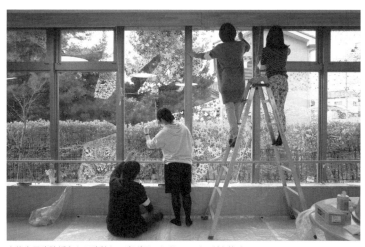
小牧市民病院緩和ケア病棟にて窓ガラスにドローイングを施す。

のメンバーそれぞれが、そこで自分に引きよせて課題や問題点を見つけていくことが、基本的な姿勢になっています。

井尻：なぜ、病院からはじまったんでしょうか。

髙橋：当時、僕の勤める大学の教員だった方—病気で亡くなられたのですが—の義理のお兄さんが、足助病院の院長先生だったんです。その、僕の同僚だった教員が亡くなられたということは、足助病院の院長にとっては身近な人を亡くしたということでもあり、ご本人も大きな病気をされた直後ということが重なって、院長自身、いろんなものを受け入れてみようという心境にあったのかなと思います。そのタイミングで僕がふらりと足助病院にやって来たので意外とすんなりと何かやってみましょうっていう話になりました。

　僕も、病院という場所で何かできないかというアイディアをずっと持っていて、たまたま同僚が亡くなったことがきっかけで、いちどその病院に相談してみようと思い、簡単な企画書を作成して伺ったんです。

　僕は彫刻を専門に発表活動をしていた時期で、病院という場を借りて美術作品をどう展示できるかという発想がまだ根強くありました。でも展覧会を開くとか、こういう作品をこのように展示しますっていう約束は一切しないでこのプロジェクトははじまっているんです。それがよかった。病院も、何かできるかもしれないね、まぁやってみようかという感じでした。

　院長は、足助病院という場所はこの地域で一番人の集まる場所、コミュニティの場所という感覚を持っていた。それならそこに、芸術が関わるのもありなんじゃないかという考えが自然と受け入れられたんですね。

　受け入れるとはいえ、どんなものがくるかわからない不安も病院にはあったと思います。たとえば作品の提案をする時に最初に病院から出た要望は、黒い色と赤い色の絵はやめてくださいということでした。で

も、「それってどういうことなの?」と、問い返す。「赤いのがなんでいけないの?」、「黒いのがなんでいけないの?」、「ひょっとしたら、いけなくないかもしれない」みたいなことを議論したり、様々な作品を参照したりしていく。そうすると、「あぁ、そうなのか、隣り合わせた色によって色は違って見えるんだ」とか、「赤い色を沢山使っている作品でも、よい作品はいっぱいあるんだ」とかいろんなことに気づいていく。

　「やさしい美術」のメンバーにとっても、病院に美術作品がどう受け入れられるかということを、実際に病院にいる人たちがどう感じるかを中心に、当事者に寄り添うかたちで考える場にだんだんなっていきました。それが、このプロジェクトのスタンスを少しずつかたちづくっていったと思います。

## 02 ｜ 自らが問われる活動

髙橋：今、学生のメンバーと一緒に中心的に関わっている施設のひとつに、小牧市民病院の緩和ケア病棟があります。そこも、その緩和ケア病棟が開設されるときに院長先生から何かできないかっていう話をいただいたんです。とは言っても本当に何ができるか見当もつかない感じで。でもよく考えてみたら、「やさしい美術」の活動は毎回そうなんですね。

　そのような場所は、僕たちが日々元気に過ごしている日常から見ると、遠く離れた現実に見えてしまうんですが、行ってみると実は違う。

　メンバーも、実際に訪れて自分をそこにいる人に重ねるっていう感覚を持って帰ってくるんですね。そして、緩和ケア病棟っていったい何なんだろうっていう議論になる。すると、すごくいろいろな意見が出てきました。「自分の家に、丁寧にその人を看取っていくような環境があったら、緩和ケア病棟はいらないんじゃないか」、「そもそも病院がいらないんじゃないか」とか。でも、いろんな考え方がある中でも、今の時代

の一つの選択肢なんだな、っていうふうに、いちど落ち着いていく。そこから考えることがひろがるんです。緩和ケア病棟とは何かとか、病院とは何かという中だけで考えるんじゃなくて、その外側にあるいろんなことにつながっていくんですね。そうすると、本当に何ができるんだろうっていう悩みもひろがる。だから、みんなのプランも何が出てくるかわからないです(笑)。

井尻：そういうふうにして「そこで自分に何ができるか」考え、関わっていくことは、その過程で、すごく自分が問われることになるんじゃないでしょうか。

髙橋：そのとおりですね。その人にとって衝撃が強い場合もあるので、メンバーにはいつも、「自分自身がつらくなったりしたときは、素直に言ってくれていいんだよ」と伝えています。でも今のところはそういうことはほとんどなく、みんな元気にやっています。

　やっぱり、自分の問題として問い返されてくることはあると思います。遠い存在のように考えられていることが、実は自分が日々をどう過ごす

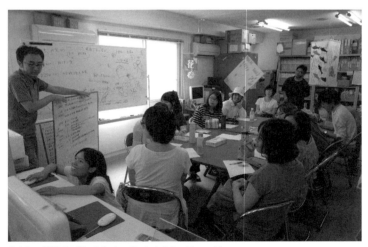

やさしい美術プロジェクトメンバーによるミーティング

かっていうところに全部つながってくるみたいな。

井尻：病院や福祉施設など、いわゆる福祉やケアの現場に多く関わられているのは、何か、意図や思いがあったんでしょうか？

髙橋：僕は、医療や福祉の仕事に就きたいと思ったことはないんですが、自分の中の大きな経験としてあるのは、僕の兄ががんで亡くなったことです。三十過ぎで亡くなったんですね。そのときに、日々病室で兄と接しているうちに、いろんなことを感じて……。若い年代の人が、命が脅かされるような大きな病気になったときにどういう気持ちになるのかって、どれだけ自分で噛み砕こうとしてもわからない。でも、僕の人生で、すごく大きな影響を与えてくれた兄が大病を患ったからこそ、いったい何を見ているんだろう、何を感じているんだろうっていう思いは強かったですね。僕は、表現者として、制作を続けてきたけど、それがいったい何なのかという根本をゆさぶられる。当時の僕は、ギャラリーや美術館が代表的な発表の場と考えていたんですが、兄のことがあり、病院と関わりながら、アートの領域でやれることがあるんじゃないかっていう考え

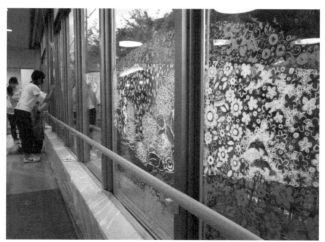

やさしい美術プロジェクトメンバーによる制作風景

をずっとあたためていたんです。

　僕が初めて医療施設で展示した作品――兄の病室に飾った作品は全然優しい絵じゃないんですよ。生々しいボクサーの絵。お互いに、いろんなことを思い出として共有しているから、一緒に見たアニメとか、風景とか、ごく個人的に交わるところで、「これがいいんじゃない？」みたいな感じでつくっていくようなことをした。だから今僕は、ご家族内だけでやれる、「やさしい美術」があるんじゃないかとも思っています。

井尻：たとえば……？

髙橋：作品と呼ばれなくても別にいいと思うんです。思い出を振り返りながら、話をするのもいいし、その場にイメージをかたちにできる人がいたら話そのものを絵に描いてみるとか。創造性は、あらゆる人にあると思います。人の痛みを自分の中に捉えていくことは、すごく本質的な人の営みだと思うんです。そうしたある場面で何か創造行為をすることで、ご家族内でも、あぁ、あのときにこれやったよね、みたいな実感が持てるんじゃないかと思います。

井尻：なるほど。病院はやはり、死を意識せざるを得ない場所でもある。だからこそ、そういう一回自分たちの中に通していく、創造行為が必要なのかもしれないですね。

髙橋：そうですね。身近に死を感じることが少なくなってきている。でも病院は、そういったことを確かに感じられる場所としてある。みんな怖いって避けるところでもありますが、本当はそうじゃなくて、きちんと向きあって、なおかつ、そこでもそこなりの何か――それぞれが生き生きと元気にやっていくみたいなことが必要なのだと思います。

## 03 ｜ 島そのものが表現している何かがある

井尻：プロジェクトがはじまってから、約13年が経ちますね。活動を継続し

てきた過程で、何か大きな出来事、ターニングポイントはありましたでしょうか。

髙橋：やはり、大島青松園——ハンセン病の国立療養所に関わったのは、大きなターニングポイントだったと思います。二人のメンバーと僕が中心となり、ギャラリーとカフェを運営しました。

　ハンセン病の療養所の背景には、いろいろな層の問題が絡みあっています。国の誤った政策という制度上の問題に、人の中にある心理的な差別、偏見の問題、そして地域での生活上の問題……。療養所に入っていくと、その人は一人の生活者でありながら、社会的にはハンセン病の元患者であるというように、様々な枠組みで絡み取られていることに気づきます。そういう人たちに出会った時に、僕がやれることって何だろうって、もういちどしっかり考え直す、大きなきっかけを与えてもらった気がします。

井尻：大島でのプロジェクトも、やはり、行ってみてすべてそこからはじめるという感じだったんでしょうか？

髙橋：はい。きっかけは、瀬戸内国際芸術祭総合ディレクターの北川フラムさん[2]からの声かけでした。行ってみてくれっていうただそれだけだったんですよ。

　北川さんは芸術祭の実施が決定する以前に、もし芸術祭を瀬戸内でするならば、大島がとても大事な場所になってくると判断されていた。そこで、まず行ってみてくれと。一年半ぐらいはとにかく通うだけでした。もう、わからないことだらけで、自分に何ができるかもさっぱりわからない。でも一年半ぐらい経ったところで、発想の転換が起きました。島そのものが表現している何かがあるのだけれど、それが外側にちゃんと伝わっていないっていうことがわかってきたんです。

　たとえばワークショップをするとか、作品をそこでつくるとかではなくて、島が表現していることを、僕らアーティストを通して外側につな

げていく仕事をしたいなと思ったんです。

　それで、入所する際に持ってきた鞄とか、入所者の方々の生活用品などを展示することにしました。ハンセン病に罹り強制的に隔離された時に、故郷やご家族との縁を切って出て来られた方が多いのですが、その際に携えてきた鞄やトランクはひっそりと捨てずに持っていらっしゃる方がいるんですね。

　療養所は、国営の施設なのできれいに整備がゆきとどいています。じゃあここに残されているものは何だろうって探してみると、どなたに聞いても「ここには何にも残ってない、みんな捨てちゃうし」、「もうここには見せるものはない」っておっしゃるんですね。でもその何もないっていう言葉が僕はどうしても気にかかって。何もないっていうのは、いったいどういうことなんだろう？　本当にないんだろうか？　それとも……って。療養所で長い間暮らしてきた人々の自分たちが生きてきた

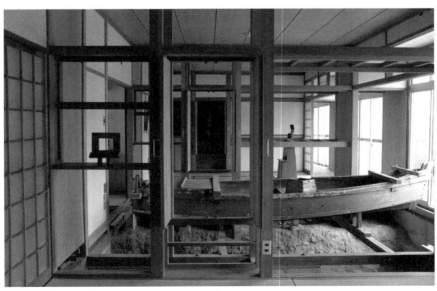

瀬戸内国際芸術祭2013〔つながりの家〕　展示風景

ことの価値というか、そういうものに対しての、何か諦めのような気持ちにも聞こえるし、いろいろなものが入り混じっている言葉のように思えました。

　それをきっかけに僕は、「捨てられないものとか、古いものを集めます」と宣言をして、ときには捨てられてしまったものを拾ったりして、集めはじめたんですよ。

　そのうちに、あの人いろいろ集めているらしいよ、もう捨てようと思っていたものを喜んで持って行ってくれるよ、みたいな話がじわぁっと島内にひろがって。島を訪れるたびに、僕宛にドサッと荷物が置いてある、そういうことが起きだしたんですね。

　もう、ありとあらゆるものがありました。生活に密着しているようなものや、入所する際に持ってきたもの、亡くなった親友が遺したもの。そうしたものを一つひとつ見るうちに、それらが、その人がここで生き

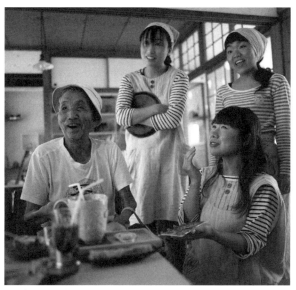

瀬戸内国際芸術祭2013〔つながりの家〕カフェ・シヨル

てきた証のようなものに僕には見えてきました。

　当時は入所者のみなさんが僕の集めたものを見て「こんなゴミみたいなもん、捨てたらいいだろう」とおっしゃったんですけど、「いや、ここの島を訪れる人はこういうものこそ見たいんですよ」って話をしていくと、「そうか？」っていう気持ちにも少しはなってくれて。その意味では、僕が扱っていたものは、入所者たちが引き継いできたものというか。しかも血縁関係でもなく、ハンセン病に罹って強制隔離され、たまたまそこで暮らさざるをえなかった人たちが、それとなくそこで受け継いできたもの——それは捉えようによっては文化とも言えるし、一つひとつを表現されたものとして見たらとても興味深いものになるんじゃないかという直観のもとにどんどん集めていきました。

井尻：最初の、何にもないっていう言葉、気になりますね。残すべきではないっていう意識があって、そう表現されているということもあるんでしょうか？

髙橋：多分あると思いますね。人にもよると思いますけどね。

井尻：そこでは、亡くなったらすべてのものを処分するっていうことになっている？

髙橋：療養所の入所者には、籍元（セキモト）と呼ばれる方がいるんですね。「俺に何かあったら、お前、なんとか頼むな」っていうような仲の人。どちらかが亡くなったら、籍元にあたる人が後を引き受けます。でも、小さな島の中でのことですし、引き受けても何にもならないよという気持ちもあって、多くは、ガサァッと身のまわりのものがまるごと捨てられていく。人が亡くなっていくっていうことは、現実を見れば、本当はこのようなものなんでしょうけれどね。でも僕は、何かこう割りきれなくて、もう少し、人が生きてきた残響みたいなものを感じたいなぁと思うんです。その、ガサァッと捨てられていく光景に、亡くなっていくってどういうことなんだろうとあらためて考えさせられました。

井尻：当時そこにいらっしゃった方は、外に出ることはもうできないっていうことをわかって、そこに来るまでのすべてと縁を切るかたちでそこで暮らされていて、亡くなったら、残響さえも残さない……そこで、亡くなるってことはどう捉えられるんでしょう？

髙橋：僕も考えるたびにすごく複雑な気持ちになるんですけど、その問題はひょっとしたら残された者の側が考えることなのかもしれない。療養所の場合は、納骨堂っていう場所があって、亡くなった方の遺骨は、大半がそこに入っています。

　そして、療養所の中で結婚された方の多くは、子どもを残すことを許されなかった。後に語り継いでいく、引き継いでいくっていう形が決定的に分断されちゃっている。これもとてつもなく大きなことです……。

## 04 ｜ものを介して記憶が呼び覚まされていく

井尻：そういう環境で、瀬戸内国際芸術祭のプログラムとしてギャラリーとカフェの運営をすることになったのは、どういう経緯だったんでしょう？

髙橋：最初に大島に行った時は、そんなアイディアは全くありませんでした。とにかく行ってみて、何かできることあるだろうかって考える、考え続けるということ、そこだけはしっかり持っていようと思っていきました。

　自分が大島をテーマに制作できる作品はあるんだろうか、あるいは入所者のみなさんと関わって一緒に何かつくれないかとか、いろんな思いはありましたが、具体的なプランは持っていなくて。出会ってみると、入所者には全盲の方もたくさんいらっしゃいますし、ハンセン病の後遺症により手足の感覚が麻痺していて、物をつくることもなかなか難しい。どこに、どういう視点を持っていこうか、最初は八方塞がりでした。

　でも、しばらく大島に通い、入所者のみなさんといろいろお話できるようになった頃、「何にもない」って言葉が、実はいろんなことを含み

を持っているっていうことがみえてきたんです。本当は伝えたいこともあるし、自分たちが生きてきた証も、どこかで誰かに知ってもらいたいっていう気持ちがあるっていうことが。そのときに、「この人たちの、ここで生きてきたっていうこと自体を見せていくようなギャラリー」というのを考えつきました。カフェは、この島の中にいろんな人が出会って、ごく自然な形で同じ空間を共有する場所をつくりたかった。入所者も観光客も職員も来る、話が弾んでもいいし、別に話さなくてもいい。お互いゆるく関わりあえるような場所をつくりたかったんですね。もちろん、大きく見ればそれは作品の一つとも言えます。

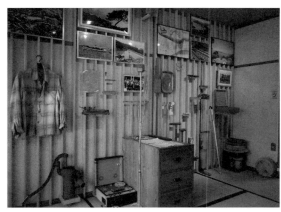

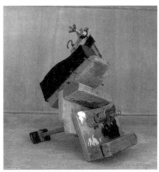 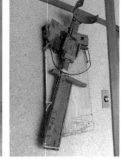

瀬戸内国際芸術祭2013〔つながりの家〕　展示風景

このような取り組みが始まるまでは、大島のことを知ろうというと、入所者のみなさんが体験談を話し、島の中を回るというパターンができていた。僕としては芸術祭では、療養所の見学というだけでなく、カフェに来たいから来たとか、ここから見える海がとてもきれいだよとか、島に来るきっかけが多様であることが大事じゃないかなと思いました。

　芸術祭がはじまってみたら、入所者のみなさんもそれをとても喜んでくれました。見学で来てくれるのもありがたいんだけど、そういう時は目的がはっきりしている。だけど、芸術祭で来るお客さんは、目的がある意味はっきりしていないというか、ふわりとしているので、ふわりと

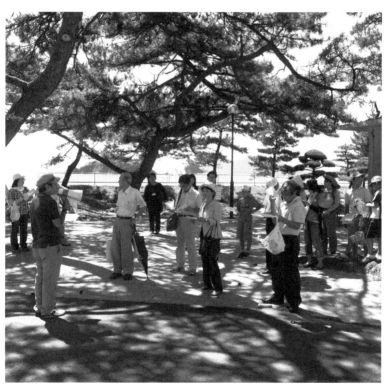

瀬戸内国際芸術祭2013〔つながりの家〕　ガイドツアー

来てその島のことを楽しんでいってくれたり、あるいは、体感していってくれたり、場合によっては通りがかった入所者の方と交流が生まれたりして、また来るね、みたいな感じで、そこら辺にいるおじいちゃん、おばあちゃんと接するような出会いができてくる。それが、実はとても嬉しかったという声を何度も聞きました。

井尻：ものを集めはじめてから、徐々にそうしたアイディアが固まっていった……。

髙橋：ものを集めていくと、そのものを介して、記憶がどんどん呼び覚まされていくんですよ。そうすると、それまでに聞いたお話——療養所はこういう経緯があってハンセン病とはっていう、所謂よく聞く話から、さらに一歩踏み込んだ、その人、一人ひとりの記憶の中に入っていくような感覚がありました。辛い療養所の暮らしもあったけどあの時は楽しかったなぁとか。そういういろんな……「入所者」であるとか、「元患者」であるとか、「療養所で暮らしている」っていう一つの枠に収められちゃっていたところから、実は一人ひとりの生活者で、一人ひとりがかけがえのない生を生きているということが少しずつ見えてきたときに、あっ！これを集めるっていうのはちょっと正解かもしれない、と目の前が開けた感じがしたんです。

　ある入所者は、お父さんからハーモニカを教わったことを最も忘れられない思い出として持っていて、療養所に入ってからハーモニカの楽団に所属してずっと吹いていたんですね。そのハーモニカを、預かる。そのハーモニカには、「楽団のハーモニカ」というのに加えてその方がどんな思いでそれを携えていたのかということも含まれているわけですよね。そういう、記憶を宿しているものを集めていくっていう感じにだんだん変わっていきましたね。

井尻：そうなんですね。一方で、記憶はそれを語る人、その記憶を引き出す人がいないと、宿していてもなかなかそれが伝わらないもののように思い

髙橋：そのとおりです。またそれを引き出すことも、急いでできることではないですね。大島でも、少しずつ、語ってくれる方や声をかけてくれる方が出てきたという感じです。直接僕に話ができない方でも、言付けられた方が「〇〇さんからこれを渡しといてって言われたんでちょっと持ってきたけどどう？」って、おずおずと渡されて、「うぉ！これ面白いじゃないですか？ これなんですか？」って言って、「ちょっとお話聞きたいんですけど」って、「うん、じゃあちょっと聞いてみるね」ってなって、その方のお部屋に行ってお話を聞く、なんていうことが、だんだん起きていった。その記憶自体もそれぞれのペースでゆっくり引き出されていったという感じです。

　ものから記憶に触れていくって、すごく不思議な体験です。ものを介してその人の歴史に触れていくのですが、入所者の方の場合、それが残されていない歴史という重みもあります。それが明らかになる過程で、故人に出会う、ここにはいない人にも出会っていくんです。

## 05 ｜ 死者のまなざしを引き継ぐ──鳥栖喬(トスタカシ)との出会い

井尻：鳥栖さんとの出会いは、どのようなかたちだったんでしょうか？

髙橋：2010年、芸術祭があった年に鳥栖喬(トスタカシ)さんは亡くなられています。僕は残念ながら一度もお会いしたことがないんです。

　その方には、実は三つ名前があります。一つは故郷での本名。僕はそのお名前を知りません。もう一つは療養所の名前──赤松宣昭(アカマツノリアキ)。療養所に来た方々は、自分の出自がわからないようにしなければっていう思いが強く、偽名というか、療養所の名前を名乗る方が多い。もちろん本名を語る方も、中にはいらっしゃるのですが、漢字表記を変えたりします。彼の場合は先ほどの赤松さんっていう名前があって、そしてさらにもう

一つ、表現者としての鳥栖喬っていう名前がありました。

　僕は、彼が亡くなられた後に、その写真と出会いました。ある入所者の方が、フィルムが膨大に遺されているので預かってもらえないか、と相談に来てくださったんです。様子を見にお部屋に上がらせていただいたら、どっさりとフィルムがあって。いやぁ、正直、困りました。まぁでもとにかく、預かりましょうと。

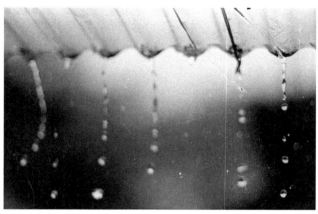

撮影：鳥栖喬

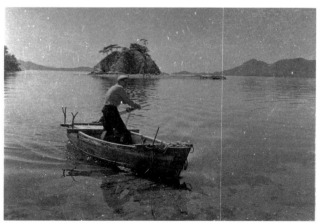

撮影：鳥栖喬

会ったことのない方の、しかも、一生をかけて撮りためたフィルムを預かるっていう体験自体が、普通の生活ではあり得ないですよ。自分の中でどう捉えていいかわからなかった面があって、本当に戸惑っていたんです。でもせっかく預かったということで、時間があるときに少しずつフィルムに目をとおしていくと、彼は単純に写真が好きだから撮ってきたという感じではないっていうことが明らかになってきました。

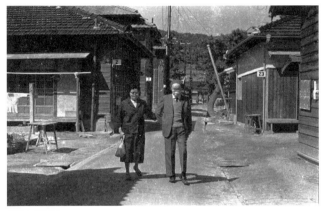

撮影：鳥栖喬

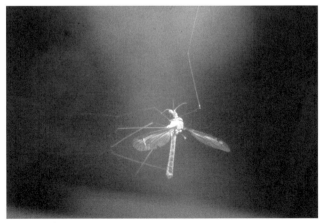

撮影：鳥栖喬

彼は昭和40年代初期に、自分のカメラを持てるようになって、写真を撮るようになった。それから2010年まで、いろんな写真を撮ってきていて、しかもほぼ、島の中で撮られた写真なんですね。大砲のようなレンズを使って、ものすごく遠くに、行き交う船をただひたすら撮っている写真。あるいは松の切り株の写真。これが興味深い。大島には老松がたくさん生えているのですが、虫が食った松の木が切り倒される度に、その松の切り株を撮っているんです。しかも必ず切り株の上には方位磁針が置かれている。そういう、定点観測的というかコンセプチュアルな面も見えてきました。

　療養所での自分の境遇をもう一歩超えた、普遍的な意識の存在みたいなものを捉えようとしているものもあって、アーティストとしての視点っていうのを強く感じたんです。そして、それらの写真を見ている間に、僕自身だんだん写っているものが自分が見て来たもののような気もしてきました。だから昭和40年代の大島の姿を、僕は実際見ていないのに、見たような気になってきたというか。

　それらの写真を、今、島に暮らしている方に見せると「おお、先生面白いもの見つけたなぁ」って言ってくださる。それで「ここに写ってる人は○○さんで」って僕が説明したら、「そんな人知らんわい」って言われて(笑)。「俺はこんときおらんぞ」とか。

　そんなふうに、僕の中にある島に対する風景や人の所在の時間軸が、不思議なばらつきになってきて、入所者のみなさんもそれを面白がるわけです。「あんた、そんなこと知ってるのか」とかって。

井尻：鳥栖さんの見た景色が、髙橋さんの記憶となっていく……。

　その方が撮った写真を見続けるということが、その方の視点を自分の中に取り込んでいくような作業になっているんですね。

　その鳥栖喬さんのまなざし、ある種の死者のまなざし——そこで当時、生きていた方の、今はもうすでにいない方のまなざしを、引き継ぐとい

うか、自分の中にも溶け込ませていくような作業。

髙橋：そうですね。記憶って自分のものなのか他者のものなのか結構、曖昧なところがあるように思います。僕も鳥栖喬っていう人と出会い、フィルムに目を通していくっていう繰り返しの過程で、自身の中に取り入れていく、飲み込んでいくことに気づかずになっているのかもしれません。

井尻：ご自分の中に、その線引きはないんでしょうか？

髙橋：何かね、本当にわからなくなってきたんですよね（笑）。自分が撮った写真とごっちゃになって、スキャンして取り込んで鳥栖さんの写真だと思ってふと見たら、あれ？これ、僕が撮った写真じゃん！とかって気がついたり、自分でもどちらかわからなくなったり。そうこうしているうちに、鳥栖さんの写真を預かって、それを発表していくとか、公開していくならば、僕がキュレーターのような視点で、鳥栖喬の作品をピックアップして見せるみたいなことではないという気がしてきたんです。先ほどの話のように、自分の中にいったん取り入れるみたいなプロセスを通っているので、自分でも納得がいかないんですよね。それでどうするかをずっと悩んでたんですけど、あるとき、ふっと思いついたんです。あ、僕は襲名すればよいんだと。

井尻：襲名ですか！

髙橋：そうです。でも思っただけでは実現しない。そこである日、そのフィルムを全面的に預けてくださった赤松さん（鳥栖さん）の籍元の方に会いに行き、「鳥栖さんのこんないい写真がありますよ」って見せた後に、「実は、鳥栖喬の名前を継ぎたいと思ってるんですけど、どう思いますか？」って相談したんです。そうしたらすごく喜んでくれて、「ぜひそうしてください」と。写真もいろんなところで発表して見てもらうように、ぜひお願いしますって。その時点で僕も決心を固めて、鳥栖喬っていう名前を継ごうと。ちょっとばかげてるかもしれないんだけども、僕としては大まじめな話。発見したものをコーディネートして見せるとい

う立ち位置とは違っていて、やっぱり一回自分の中を通していく過程を経て、鳥栖喬の表現してきたものを見てもらおうと考えるようになったんです。

井尻：髙橋さんが名前を引き継がれて、その名前の元で見せる。その瞬間に、見る方としては、本当に誰が撮ったのかわからなくなりますね。髙橋さんが今撮った写真も、その鳥栖喬っていう名前で発表されえるし、その鳥栖喬さんが昔撮った写真も鳥栖喬っていう名前で発表されるっていったときに、見る方も、感覚がゆらぐ感じがあります。

髙橋：この場合さらに不思議な感じが持たれると思うのは、その名前が実在する人物じゃないっていうところなんですよね。それ自体不確かな存在で、でも、そこには確実に何かが遺されている。ですから鳥栖喬の写真を、Twitterで出すとか、人に見てもらうっていうことをした時に、肉体を持った鳥栖喬っていう存在は、たしかに死を迎えているんだけれども、故人の写真っていう見え方じゃなくなってくるんですよね。そのことについては、僕も行き来したり、揺れ動きながら、自分の中で捉えなおしたり、飲み込んでみたり、飛び込んでみたり、と常に試みている感じですね。

井尻：不確かな存在。その人は確かにいて、その写真を撮ったっていう事実はあるけども、でも、そんな人は存在しなかったとも言える。作られた名前と作られた存在であって、実はその人はいなかった。でも、まなざしだけが残ってる。その、残されたまなざしが引き継がれていく……。

髙橋：偶然がいくつも重なって、奇跡的にそのまなざしだけがポンッと残った。それがいま僕の中にある。本当に不思議なことです。

井尻：死者との出会いにより、またプロジェクトが起こっていく。

髙橋：そうですね。そうした偶然の出会いを、僕自身楽しんでいます。

収録日　2015年4月14日収録

■注
1) 2002年に、髙橋伸行の呼びかけによりはじまったプロジェクト。主なメンバーは名古屋造形大学の全コースの学生有志。病院とアーティスト、デザイナーとの協働で「安らぎのある医療環境」「地域に開かれた病院」を創出するプロジェクト等を行っている。
   やさしい美術プロジェクト　http://gp.nzu.ac.jp/yasac.html
2) 2010年より開始された、瀬戸内海の島々を舞台に3年に1度開催される現代アートの祭典。やさしい美術プロジェクトは瀬戸内国際芸術祭2013に参加し{つながりの家}カフェ・シヨル、資料展示室、海のこだまなどを展開した。
   瀬戸内国際芸術祭　http://setouchi-artfest.jp

髙橋 伸行（たかはし のぶゆき）
やさしい美術プロジェクトディレクター、アーティスト、名古屋造形大学教授。愛知県生まれ。2002年から「やさしい美術プロジェクト」を開始。大地の芸術祭越後妻有アートトリエンナーレ2006、2009参加。瀬戸内国際芸術祭2010参加、国立療養所大島青松園での取り組み「つながりの家」を展開。2011年東日本大震災支援「ひかりはがき」を展開。これまでに、愛知県厚生連足助病院、小牧市民病院、新潟県立十日町病院、発達センターちよだ、国立療養所大島青松園等にてアートプロジェクトを展開。最新プロジェクトに、足尾の石でできたお地蔵さんと新潟水俣病が発生した阿賀野川を草倉銅山に向け徒歩で遡上した「旅地蔵 ―阿賀をゆく―」（水と土芸術祭2015　出品作品）。

井尻 貴子（いじり たかこ）
NPO法人多様性と境界に関する対話と表現の研究所事務局長。NPO法人こども哲学おとな哲学アーダコーダ理事。大阪大学大学院文学研究科（臨床哲学）博士前期課程修了。財団法人たんぽぽの家、公益財団法人東京都歴史文化財団東京文化発信プロジェクト室等を経て、現職。主にアート、哲学に関わるプロジェクト等の企画、運営、コーディネート、記録編集などを行っている。共著書に『哲学カフェのひらきかた』（大阪大学出版会、2014年）。

# 第 3 章

　第3章では、2本の論考を収録した。
　哲学的な意味での「スピリチュアリティ」について論じた「スピリチュアリティとしてのケアとアート」は、古代ローマの哲学者が母の喪失経験と悲しみに触れ、慰めのために著した書を引き、その書じたいをケアとアートの実践として捉え論じる。
　「生きられる場——日常的実践の聖性をめぐって」では、東京・港区の地域コミュニティの居場所「芝の家」の実践が丁寧に取り上げられ、論じられる。そこで起きている、特別ではない、しかしそこでしか起こり得ないこと。それらは人に、生き生きとした嬉しさを実感させる。
　私たちは誰かの死に直面したとき、それでも生きていくよりほかはない。生きる者が、他者の死を抱きしめながら、それでも生きるありようを丁寧に捉えようとすることは、自分ではどうしようもない大きな力や出来事を経験した時、それでもなお生きていく道を探す試みでもある。
　分かたれた者たちの共生のために、私たちは今日も、生き、小さな実践を積み重ねていく。2本の論考は、その道標となりえるのではないだろうか。

# スピリチュアリティとしてのケアとアート

## 本間直樹

　古代ローマの哲学者セネカは、みずから不遇な時期を送ったのちに、若くして世を去った息子メティリウスのことを何年も嘆き悲しむ母マルキアのために『マルキアに寄せる慰めの書』[1]を著している。「マルキア、あなたが…」と語りかけることから始まるこの書は、26の短い文書からなり、死別を経験したさまざまな人の例や喩え話を示しながら、さあもう悲しみから離れるときです、と助言する。それは書簡のようでもあり、同時に、「あなたはこうおっしゃるでしょう」と読み手の応答も想定しながら書かれた対話篇でもある。マルキアという特定の人物に宛てて書かれたものでありながら、ていねいに折り重ねられるセネカのことばは、たんなる説教や教訓ではなく、はるかに時を超えて読む者の胸を直に打つ。セネカによる他の慰めの書のほかにも、こうした書き物は、慰めの文学として当時知られていた文芸のジャンルに属しているという。だが、自身の父に死別した直後に書かれたこともあってか、セネカのこの慰めの書は、ひとつの悲しみの情に対する治療であり、個々の生をみつめる文学であり、自然と宇宙を観察する知である。そこに通底しているのは、わたしたちの力の及ばないもの、どうにもならないものを承認することだ。どんな者も運命には逆らえず、不運や不幸、なにより死から免れることはできない、生きることは苦にほかならず、むしろ死こそが解放ではないか。「ただしく知を愛する者（フィロソフォス）はまさに死ぬことを準備している。」[2]――最後にソクラテスのことばが仄めかされるように、ここにフィロソフィア、知と愛の実践が

脈打っている。

　「あなたが今まさに生まれようとしている時に、私が助言を与えるためにやって来たと想像するのです」——18番目の文書で、セネカはマルキアに対してこのように喩えを語る。「あなたがこれから足を踏み入れようとしている都は、神々と人間が共有する都であり、すべてのものを包摂し、永遠に定まった法則に支配され、みずからの務めとして弛むことも尽きることもなく回転する天体の動きを制御する都です。」まるで壮大なパノラマが目の前で繰りひろげられるように、セネカは細部にいたるまで一つ一つ丹念に描写していく。彼はまず都を包む無数の星々に目を向けさせ、すべてが太陽をはじめとする天空の法則によって止むことなく支配されている様子を示す。「あなたはそこで無数の星辰が煌めくのを目にし、太陽が、たった一つの天体でありながら、万物を光で満たし、日々の運行によって昼と夜とを画し、年々の運行によってさらに均等に夏と冬を画しているのを目にするでしょう。」そしてそれぞれの軌道をたどりながら変化する5つの惑星の配置は、地上のできごとの吉凶を暗示する。次にセネカは「群がりたつ黒雲、降り注ぐ雨、斜行する稲妻、空に轟く雷鳴に驚かされもするでしょう」と告げ、天から大地の自然へと視線を促す。つづいて大地に目を転じ、果てしなく広がる平原、そのはるか向こうにそびえ立つ山々、そこに源を発して東西へと流れる大小の河川、そのほとりに生える木々、さまざまな生き物たちを育む広大な森林、そして河岸や谷間など自然の地形にあわせてひっそりと佇む集落へと視線をめぐらせる。さらに集落のまわりには、「人手によって耕された畑地、荒れ地を手入れする人手の要もない果樹園、また、草原を緩やかに流れる小川、心地よい入江、海から退き泊りをなす海岸、広大な海原に点在しつつ海を仕切る多くの島々も目にするでしょう。」まだ終わらない。宝石や金となる資源、大地を取り囲む海、火山の噴火、荒れ狂う大洋、未知の生物たちまでも目をやり、そしてようやく最後に、危険を顧みず見知らぬ海に乗り出す船々へと視線はたどりつく。

最後にたどりついた航海の様子は、いつのまにか生そのものの喩えとなっている。セネカはこう告げる――「あなたはそれを眺める人ともなり、ご自身が壮図を企てるその人間の一員ともなるのです。あなたはさまざまな技を学びもし、教えもすることになります。そのあるものは生を整える技、あるものは生を飾る技、あるものは生を律する技です。」

　わたしたちはただ眺めるだけ、あるいはただ企てるだけではいられない。生を享けるかぎり、その両方を行わざるをえない。眺めるならば不都合に思われることも見据えなければならない。企てるならば、不都合な結果も背負わなければいけない。生とはその両側に立つことだ。セネカのガイドによる視線の冒険は、わたしたちを包摂する天空を眺めることからはじまり、空、大地、自然、そこに寄りそって生きる街々と人間の諸活動、努力、これらすべてをつぶさに観察し、今度はその活動の延長線上にひろがる未知で危険に満ち溢れた海に逢着し、航海へと旅立つ。そこでついに眺めるだけでなく仲間たちとともに航海する自身の存在へと到達する。このように世界の隅々を巡ってじぶん自身へと至る視線の変転は、〈みずからを知る〉という実践の寓喩となっている。ミシェル・フーコーやピエール・アドらの研究によって知られるようになったように、[3] じぶん自身に対するほんとうの関係を結ぶためのさまざまな探求、実践、経験は「スピリチュアリティ」と呼ばれ、古代ではひろく知られ、行われていたフィロソフィの伝統でもあった。それは近代の意味での信仰や精神世界のことではなく、また瞑想や霊的体験として今日わたしたちが想像するような、後世になってこうした実践が宗教に取り入れられた応用物のことでもない。むしろ原点においてスピリチュアリティとは、天体から気象に至る自然の観察から、航海術や競技・身体術、意欲や感情の自覚まで、日々の営みにおいてつぶさに自己自身を注視し、配慮するさまざまな自己をケアする実践すべてを名指すものである。

　航海はこうした実践の巧みな比喩となっている。セネカは生の航海に際して学ばれる三種の技芸（artes）を示している。一つ目は、作る、建てる、整える、

組織するといった技術、二つ目は生をさまざまに表現するアート、芸術。だが三つ目の生を律する技とはなんだろうか。

　セネカは三つの技を示した後、すぐにこう続けている――「しかしこの地には、肉体を蝕み、精神を侵す無数の病があり、戦争や強奪、毒や難破、天候や肉体の不順、最愛の者への痛ましい哀惜、そしてそれを迎えるまでは安楽なものか刑罰や拷問の果てのものかが誰にも分からない死があるのです。」生を律する技とは、こうした未知のものたちを制圧するような技術や知識ではないだろう。ここで例示されているのはまさしくそうした人間の努力を超え出るもの、摂理である。わたしたちは不運や不幸を避けて生きることはできない。

　都の光景を語った後、セネカはこれから生まれるべく敷居に立つマルキアに問う――「どうしたいか、心の中でよくよく熟慮し、考量してみなさい。この都に至るには、今言ったすべてのものをくぐり抜けていかねばなりません。」問われているのは、生きるか死ぬかではない。これからわが身に降りかかるすべての結果を見据えたうえで、この生を選択するか否かだ。マルキアの人生に即していえばこうなるだろう。あなたは息子が若くして他界することを知ったうえで息子を産み育て、彼を愛するのか。あたかも人生をさかさにして眺めるかのように。セネカは生を肯定するしかない、という。選択肢がないのならもはや選択ではない、とひとは言うかもしれない。しかし生とは、同様に死とは、当たりハズレのあるくじ引きではなくて、ほかではありえないこの生を選びとること。この喩えの最後にセネカはこう結ぶ――「われわれの両親は、生の条件を承知した上で、その条件の下にわれわれを生んだのです。」

　セネカは、マルキアに教訓を垂れているのではなく、彼女に宛てて書くことによってフィロソフィとしてのスピリチュアリティをまさに行っているようにみえる。そこではケアとアートは不可分なものとなっている。つまりケアとは、このわたしが日々あらゆる局面でじぶん自身や他人に行うことに対する数々の注意や実践のことである。マルキアに寄せて書かれたセネカのこの書は、マル

キアがじぶん自身をケアするために書かれていると同時に、セネカ自身のためのものでもあり、さらにはこれを読むわたしたちのためのものでもある。ケアはある具体的な個々の生と状況と切り離しては行われない。そしてアートとはことばやその他の多種多様な表現の技とそれを用いて実現されるかたちであり、慰めの書のような対話や文芸はまさにこうした技芸の一つである。この二つは、生を律する三番目の技によってより普遍的な意義をもつに至る。万物の摂理を知りそこにじぶんをみつけること。生を律するとは、生は未知のものや死にたえず触れており、最終的にはそれによって象られているという生の条件のもとでじぶん自身を知ることなのだ。

　セネカのこの慰めの書は文芸作品というかたちをとりながら、古代においてひろく行われていたと考えられるスピリチュアル・エクササイズの様式を踏襲している。その一つが「生きることを学ぶ」、つまり、生のあらゆる瞬間に注意を向け、ほんとうに目の前に存在している現在のみに集中することによって過去の後悔や未来への不安からの解放を求めること。もう一つが「死ぬことを学ぶ」、つまり、じぶんであるにせよ他人であるにせよ、死は特別なものではなく、誰にでも何時でも訪れるものとしてそれを迎え入れる準備を行うこと。「霊的修養」と訳されてしまうと大げさに聞こえるかもしれない。なにより霊、霊性ということばが超自然的な実体を想起させたり、大きな力によって救われるための拠り所のように捉えられたりするだろう。しかしスピリチュアリティは、そうした実体化や帰依とはまったく別に、ある困難な状況のなかで貫かれる生の様式や態度を指している。古代に文明が成熟しつつあるなか、ひとびとは災害や不幸、病や死別というありとあらゆる苦難に直面する。おそらく東洋西洋を問わず、人間の意のままにならぬものに対する生の態度と様式、自然の摂理のなかにみずからを見いだす実践がさまざまに探求されていたのだろう。
　こうしたエクササイズ、修練はからだのエクササイズと同じように日々行われ、主に対話を通して、じぶんたちの意のままにならないこと、わたしたちの

意志によってなされることについて、ともに語りあい、ことばを通してあらためて学びあうことだ。そうする仲間はたがいに友と呼ばれ、対話はその友たちと過ごす時間であり、セネカがマルキアに宛てて書いたように、友を想い、手紙を書くこともまたそうしたエクササイズの一つであった。

　このような対話、ことばの上演は脚本のない劇であり、まさしく生を舞台にした芸術でもある。[4] プラトンの対話篇『パイドン』では、処刑当日の朝、牢獄で毒杯を待つソクラテスのもとに心配する友たちが集う場面が描かれている。死に対する不安と動揺を隠せない友に対し、ソクラテスは、いつも彼がしているように対話を始める。彼は死は恐れるに足りないと主張し、友に反論を求め、一つ一つそれを反駁し、魂の不滅を説いていく。つい読者はそこで示される説や論証、論理や神話に目が奪われがちだが、しかしこれが生きている人間によっていままさに語られていると想像するならば、その問答は異なる響きをもたらすだろう。ソクラテスは単なる説や理論ではなく、まさにじぶん自身の魂の行方を語っているのだ。問答のあいまに、ソクラテスは側に座るパイドンにその髪を撫でながら、わたしは相手を打ち負かそうとしたり、じぶんの主張にまわりの人が同調するために対話するのではない、それはじぶん自身にそうと思わせたいがためにするのだ、と語る。死についての一連の問答が終わったあと、葬儀の仕方を心配するクリトンに対してこうも言っている——いまこうやって対話しているのがソクラテスなのに、クリトンは死体のことを考えている、毒杯を仰いで幸福のうちへと立ち去る、という話もクリトンには無駄だった、「同時に君たちや僕自身を慰め励ますつもりであったのだが。」[5]

　芸術としての対話は、ロゴス、つまり言論でありながら、そこに居合わせるものに独特の感情をもたらす。仮説とその論証はたんなる理屈の上でのできごとに終わらず、まさしくそれを口にするものによって実行されもする。つまり対話においてロゴスと生は一致する。パイドンはその対話をこう回顧する——「不幸に立ち会っている者にとっては当然起こってよさそうな悲しみの気持ちが、私にはほとんど起こらなかったのです。だが、そうだからと言って、私た

ちは哲学しているのだと思っても——じっさい、そのときの言論は哲学的なものであったのですが——そういうときにはいつも感ずる愉しい気持ちも起こりませんでした。いや、まったくなにか奇妙な感情に私はずっととらえられていたのです。あの方は間もなく亡くなられるということを私は考えていたのですが、その私を襲ったのは、喜びと苦しみの入り混じった、今までに経験したことのない感情でした。そして、その場に居あわせた人々はみなほとんど同じような有り様でした。あるときは笑い、あるときは泣いたりして。」[6]

　死を目前にしても、いつものように問答を楽しみ、じぶん自身と友を気遣うソクラテス。もっとも胸を打つのは、平然と毒杯を仰ぐ場面のみならず、この、いつものように変わらず対話するという生の態度だろう。死の前を特別な状況と思うのではなく、いつものように対話し、そしていつもの対話は死を安らかに迎える準備でもある。それは、哲人や英雄による偉業ではなく、わたしたちの誰もがじぶんや他人のからだを手入れし、いつも清潔に保つのと同じように、ことばやさまざまな表現を通してじぶんたちの姿を清らかにみつめ、じぶんたちを慰めケアするエクササイズなのだ。それは特別な状況下ではなく、日々行われなければならない。わたしたちの生きる状況も刻一刻と変化するのだから、そのやり方もさまざまであるはずだ。ソクラテス、セネカにかぎらず、多種多様な表現を通してなされてきただろうし、これからもそうだろう。実践というものには例はあっても模範はなく、たえずあらたにやり直されるしかない。

　音楽や演劇が繰り返し上演され、一枚の絵にまたまた別の一枚の絵が加えられ、一編の詩から別の詩が生まれるように、アート、芸術は反復されてこそ生き続ける。繰り返しではなく、一人一人、それに参画する生に応じてやり直されなければならない。即興的なことばのアートとしての対話も同様だ。わたしはこどもから高齢者までいろんな人たちといっしょに対話するのを楽しみにしている。どれだけ対話を重ね、おなじことを話題にしたとしても、その一回一回はすべて異なる。震災を経験した中高生たちの対話を記録し、さまざまな地域

を訪れてその記録をもとに同年代のひとたちとともに対話を続けているが、それも一回一回がまったくちがう経験となる。こうした対話は、悲惨な経験をより多くのひとに伝えるためではない。そのつど対話者は、日々の生活に埋もれてありふれているように思える発言や考え(「『死ね』ということば」「ふつうがいちばん」「野次馬は帰れ」などなど)に目を向け直し、なんどでもじぶん自身を向かい合わせるのだ。

　最近になって、わたしはがんとともに生きるひとたちが集う場に定期的に足を運び、対話する機会をもつようになった。そこではいろんなことが話題にのぼる。病気や死に対する不安にも踏みこむこともある。ときには物語や詩を最初に声にだして読んで、それについて話しあったりする。病いや死が関連するから、あるいは死後のことを語るからスピリチュアル、ということではなく、むしろ、さまざまな喜怒哀楽、執心・執着について話しあいながら、じぶんや他人の話のなかにじぶんを発見し直す、つまり、日々の生と死に対するじぶん自身のほんとうの関わりを見いだすことこそがスピリチュアルなのだ——対話を重ねていくうちに、わたしはそのことを少しずつ実感できるようになった。それにしても、モノや造形物にこだわりすぎた近代の技術や芸術、体系的な思想構築だけになってしまった哲学、そして組織や形態に執着する宗教は、こうした原点としてのスピリチュアリティからずいぶんと遠く離れてしまったではないか、と思う。

　すぐれた表現との出会いが対話をより実り豊かなものにする。ある日、いつもの集まりで、チリのフォルクローレ歌手ヴィオレタ・パラの歌「いのちよ、ありがとう(Gracias a la vida)」を読んだ。「いのちよありがとう、わたしにたくさんのものをくれた」から始まる各節で、夜空を見上げる目、自然を聴き分ける耳、考えることば、旅する足、ふるえる心が歌われる。それらのおかげで、世界そして人を愛することができると。最後の歌詞はこうだ。

　　　　いのちよありがとう、わたしにたくさんのものをくれた

わたしに笑いを、涙をくれた
こうしてわたしは幸せと悲しみとを区別できる
それはわたしの歌をかたちづくる二つの素材
そして同じ歌があなたたちの歌となり
そしてわたし自身の歌がみんなの歌になる

いのちよありがとう、いのちよありがとう

　ヴィオレタはこの歌を最後に残して自ら命を絶った。そのことがつい脳裏によぎるせいか、生への讃歌のようにも辞世の歌のようにも思えてしまう。ことばはあまりにシンプルで、ありふれているとさえいえそうだ。だが、批評することを止めて、ここで歌われてることにじぶんを素直に重ねることができるならば、歌が歌以上のものに、いやむしろ、歌そのものとなって感じられるかもしれない。この歌にかぎらず、わたしは対話のなかで出会うことばにも同じような感情をもつことがある。そのときわたしは、その表現が、なにかそこには現れていない別の何かを告げたり意味したりするのではなく、そのまま純粋にそこに現れているように感じる。まさにそのひとの歌がわたしの歌となり、みんなの歌になる、そのような瞬間があるのだ。ヴィオレタのこの歌から、わたしは、ソクラテスの次のことばを想い起こさずにはいられない――「白鳥は、死ななければならないと気づくと、それ以前にも歌ってはいたのだが、そのときはとくに力いっぱい、また極めて美しく歌うのである。」[7]

■注
1) 岩波書店『セネカ哲学全集』第一巻「倫理論集1」所収。以下引用箇所は大西英文訳276-280頁。
2) プラトン『パイドン』67E
3) ミシェル・フーコー『主体の解釈学』（コレージュ・ド・フランス講義1981-1982、廣瀬浩司・原和之訳、筑摩書房、2004年）. Pierre Hadot, Exercices spirituels et philosophie antique, Albin Michel, 2002.
4) 「哲学こそ最高の文芸であり、僕はそれをしているのだ」（プラトン『パイドン』61A、岩波文庫、岩田靖夫訳より）
5) 同書115D
6) 同書59A
7) 同書84E

# 生きられる場
―― 日常的実践の聖性をめぐって

## 坂倉杏介

## 01 │「いのちの世話」

　大都市の日常では、死も生もまるで他人事のようである。あくせくと時間に追われ、情報に振り回され、人ごみのなかの移動に疲れ、次々に与えられる役割を必死にこなしつづける。それだけで一日が、一年が瞬く間に過ぎていく。過度に集中した経済や人口の生み出す巨大な渦に飲み込まれていくような日常では、〈死〉に意識を向ける時間も、〈生きること〉を味わうような時間も滅多に訪れない。

　明治以降の近代化の流れのなかで、人々が「いのちの世話」をお互いにやりあわなくなってきたことが問題だ、と哲学者の鷲田清一は指摘する。[1]「出産の助け、食材の調達、排泄物の処理、病や傷の手当て、看護や介護、看取りや清拭や埋葬といったいとなみ」をはじめ、「防犯や防災」から「住民たちのあいだのもめ事の解決」まで、国家や企業が専門サービスを提供するようになった。その結果、経済とサービスの質は向上し、生活が「楽」になったことは事実である。だからこそ、かつての農村社会のように村の行事や決まりごとにわずらわされることなく、死や生に関わることなく、自分の仕事や家庭に専念することができるようになったといってよいだろう。

　さらに鷲田は続ける。そのぶん人々は「いのちの世話」をみずからの手でおこなう能力を失い、地域社会は、提供されるサービスを一方的に受け取る消費

者ばかりで構成されるようになった。そして、様々な歪みが生まれている。だからこそ、いま一度、たまたま同じ地域に住むもの同士が、「『押しつけ』と『おまかせ』という〝安楽〟、そのむさぼりの惰性を超えて、地域社会の運営に関与してゆく『当事者性』」を取り戻し、中間集団としてのコミュニティのさまざまなつながりを編んでゆくことが必要だ、と。

　このように、成熟した市民として当事者的に地域運営に関わり、不便や不安を解消していく多様なコミュニティを形成していくことは、これからの地域社会のために不可欠だろう。多くの人がすでに、これまでの個人主義をベースにした社会システムづくりの行き詰まりに気づき、資本の原理だけでものごとを進めていくことに不安を感じている。さまざまな領域でコミュニティの必要性が謳われる所以である。

　しかし、死も生もなくただ目先のことに慌ただしく押し流されていく都市生活のなかで、「いのちの世話」の必要性をどれだけの人とわかちあえるだろうか。多くの人は、そんな余裕もなく、親の介護や自分の病気などで当事者にならない限りは、どこか他人事に感じるのではないか。現代の都市では、誰もが自力で自分の存在意義を見つけなければならず、社会に要請される役割から降りるのは容易ではない。かと思えば、いとも簡単に一人になることもできる。とりわけ東京は、かつて存在した地域の共同性がほとんど失われた場所である。しがらみがないからこそ東京に身を寄せている人も少なくないはずだ。

　こうした状況では、「いのちの世話」を考えるまえに、まず「いのち」そのものの価値をどのように共有するのか、そしてそのために日常の「生きられる場」をどう取り戻していくか、ということが問題となるのではないだろうか。というのも、筆者自身が「芝の家」という東京のコミュニティの居場所を運営しているなかで、そもそもは見ず知らずの、立場も年齢も文化的背景も国籍も違うような人たちの日常的なささやかな関わりをみていると、そこには介助や看護といった直接的に「いのち」を世話するような関係はないにもかかわらず、しかしその前提となる、ともに生きているという感覚が生まれているように思わ

れるからだ。

　大都市で、とりわけ東京都心部のコミュニティの現場において、それも医療福祉や宗教の現場ではなく、普通の人たちが普通に暮らしている日常の居場所づくりの実践から、「生きられる場」について考え、そしてそこから、日々の営みのなかに「死とともにあること」を見出してみたい。

## 02　「生きられる場」の実践──東京都港区「芝の家」

　「芝の家」は、東京都港区芝にある地域コミュニティの居場所である[2]。すぐ近くには、東京タワーや増上寺といった観光名所のある、いわゆる東京の都心部だ。周囲は再開発によって建てられた高層ビルが立ち並ぶが、そのなかで芝の家のある芝三丁目周辺は、旧来の木造家屋も多く、細い路地が縦横に走る下町的な雰囲気を残した区画である。かつてはこのあたりも商店街の賑わいを見せていたそうだが、いまは住民や近隣の会社員の他にはそれほど人通りは多くない。芝の家は、こうした街並みの一角にある。通りに面して古い建具や古材を生かした玄関と縁側が設けられ、幾つもの植木鉢や手書きの看板が目を引く。

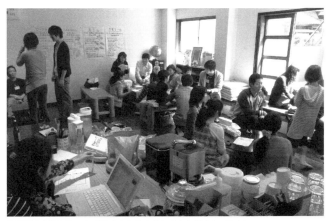

ある日の「芝の家」。こどももおとなもそれぞれに過ごしている。

室内は、ちゃぶ台やソファが置かれ、どこか懐かしい家のような雰囲気である。また、駄菓子や喫茶コーナー、遊び道具やピアノも置かれ、お茶を飲んだり、けん玉やベーゴマで遊んだり、ソファでくつろいだり、ちゃぶ台でおしゃべりしたりと、自由に過ごすことができる。

　芝の家は、港区芝地区総合支所の地域事業として開設された。都市部で薄くなりがちな近隣同士のつながりをつくり、子どもから高齢者まで安心して暮らしていける環境づくりを支援する事業で、同地区にある慶應義塾大学との協働で運営されている。現在は、火曜日から土曜日まで週5日間オープンし、赤ちゃんから80代のお年寄りまで、毎日40人前後の人たちが訪れては、好き好きに過ごしている。散歩や買い物のついでによる近隣の人たち、仲間と遊びにくる小学生たち、赤ちゃん連れのお母さん、おしゃべりにくるお年寄り、お弁当を食べにくる会社員、授業の空き時間をつぶしにくる大学生など来場者は多様で、近隣の人もいれば、地域外から通う人もいる。しかも、そのいろいろな人たちが、年齢や立場の違いを超えて、ここではともに同じ場を共有し、分け隔てなく関わりあっている。芝の家で出会った人同士が、菜園づくりや子育て支援などの地域活動をはじめることも多い。2008年に開設して以来7年が経ち、いまではすっかり地元の居場所として溶け込んでいる。

　区役所の事業であるから、あらかじめ決められた開室日数や時間を守ったり、安全性の確保や報告をしっかりとしなければならなかったりという制約はあるが、そのなかでできるだけ、役所っぽくない雰囲気で、「誰でもいたいようにいられる」地域の居場所であることを目指している。そのために気をつけているのは、オープンしている5時間のあいだ、来場する人や起こる出来事にできるだけ寄り添うようにしていることだ。オープン時間中は、いつ誰が訪れて、どんな話題や活動が生まれるか、事前には予期できない。重要なのは、何が起こるかわからないことを楽しみつつ、起きていく小さな出来事たちを見守り、邪魔せず、つなげていくことで、場の安心感を生み出すことだ。それはいわゆる飲食店の接客とは違って、場のファシリテーションのようなものである。

すると、そこには、明らかに一般的なオフィスや学校、あるいは公共空間とは異なる空気が流れ出す。起きていることは特別なことではない。地元のおじいちゃんが久しぶりに顔を出したとか、先月生まれた赤ちゃんが初めて芝の家に来てくれたとか。たまたま居合わせた人同士が同郷だとわかったり、学生が内定の報告をしにきたり。また、遠方からの見学者がお土産に持ってきてくれたスイカで、子ども達が公園にスイカ割りをしにいくというような、偶然の連鎖で思いもよらない出来事が起こることも多い。一つひとつは何の変哲もないことだが、にもかかわらず、その日その場でしか絶対に立ち会えなかった貴重な出来事として目の前に立ち現れてきて、何ともいえない生き生きとした嬉しさを感じるのだ。

　そういう雰囲気の場では、数々の小さな助け合いが自然に起こる。味噌汁や煮物の差し入れやお裾分けは日常茶飯事だ。初めて来た人に芝の家を説明する常連。自分で飲んだコップだけではなくついでに流しの食器を洗って帰る会社員。小学生は乳幼児の面倒をみて、大人たちは必要となればいつでも手助けに喜んで駆けつけてくれる。都会の人は他人に冷たいというイメージがあるが、そうではなく、人間は本来、近くに生きている人同士で助け合う本能を持って

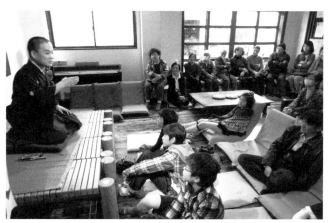

「芝の家」で開かれた落語会の様子。

いるのに、社会構造のほうがその本能を発揮させないように作られているのではないかと思えてくるほどである。

　こうした場に身を置いた一日をゆっくり振り返ると、不思議なことに、じんわりと腹のそこからあたたかくなるようなエネルギーが湧いてくる。この場にいることが、他者との関わりの一つひとつが、その日に起こった出来事が、かけがえのないものに感じられ、感謝の気持ちが溢れてくるのだ。それは、単なる偶然の出来事による高揚感でもなく、承認欲求が満たされたということだけでもない。また目的を実現した達成感とも違う。そこには、一般的な社会の評価や行動様式を離れて、そこで起こることにそのまま寄り添うことによって生まれる、基本的な相互尊重の関係の実感がある。芝の家は、このような「生きられる場」である。介護や看護、看取りといった直接的に生命を扱う現場ではないけれども、東京の真ん中でも、多種多様な人が集まり、ともにあることが許される場が成立する。ここから、死とともにあるコミュニティのかたちを考えることが可能なのではないだろうか。

## 03 ｜ 日本的「共同体」の基層

　哲学者の内山節は、群馬県上野村の山村で自身が数十年間暮らした体験に基づき、日本古来の個人と社会とのつながりには、欧米のコミュニティの分析概念では捉えきれない固有の特徴があり、地域差はあるもののそれが日本の「共同体」の基層をなしていると述べている[3]。内山によれば、日本の共同体とはまず欧米のように人間社会の中だけにとどまらず、「自然と人間の共同体」であり、さらに、「生の世界と死の世界を統合した共同体」でもある。そしてそれが「自然信仰、神仏信仰と一体化された共同体として形成されていた」という。

　この根底にあるのは、自然も人間も生命活動を行う存在であり、人間は集落を取り囲む山々のなかから生まれ、死ぬことでまたそこへ還っていくという世界観だ。国土の95％近くが森林である日本では、こうした自然との関係、そ

してそのなかに神々をみる自然信仰は、ある程度共有される原風景といっていいだろう。「自然と人間の共同体」であるということは、自分たちの先祖もまた、取り巻く自然のなかに存在しているということである。自然を含めたコミュニティとは、死者も含み込んだコミュニティにほかならない。自治や祭礼の仕組み、相互扶助の仕組みは、自然・死者・人間というシステムのなかで機能しており、そこでは、現在生きている個人の損得とはまったく異なる価値観が働いている。そして、自然と人間を対峙させ、人間同士の結合を主に問題とする西欧的コミュニティ概念とも異なる、共同体に対する特有の根本感覚といっていいだろう。

内山の主張するように、こうした感覚が日本全般の特有であるといってよいのか、また西欧の中世以前のコミュニティ感覚とどれほど違うのかについては、ここでは判断できない。しかし、こうした根本的な共同体の感覚をいま改めて見直すことが、経済、環境、関係規範など様々な領域で行き詰まりをみせている社会のこれからを描くために必要となるという指摘は重要である。コミュニティの基層にある根本的な感覚とは、生者の世界を自然＝死者の世界が取り囲んでいるという二重世界的な世界観であり、今後の社会デザインのためには、こうしたコミュニティの基層を検証し、未来のために活かすことが不可欠であろう。なぜなら、都市のコミュニティの現場にいると実感できるのだが、現世に閉じた損得勘定や辻褄あわせの関係づくりでは、持続可能な都市コミュニティは成り立ち得ないと思われるからである。そうした関係を超えた、ともに生きられる場をひらくことが不可欠なのである。

## 04　講——都市の信仰コミュニティ

では、こうしたコミュニティを、現代の都市に生み出すにはどうしたらよいだろうか。かつての農山村のように同じ土地に生まれたわけでもなく、また一生関わり続けながら生きていくのでもない現代の人々が、なんらかのかたちで

生命的なコミュニティを取り戻すには、どのような方法があり得るだろうか。

　内山は、農山村に加えて、近世の都市における共同体のあり方を紹介している[4]。講に代表される少人数の集団による都市型コミュニティの形成である。近代以前の都市は、それ以降変化のスピードを加速度的に速めていく都市に比べればそれほど変動の大きくない構造を持っており、また家業を持つ都市住民は変化よりも現状維持が重視されていたから、すべてを現代の都市に転用できるわけではない。けれども、農村から離れた人々が営んでいた助け合いの仕組みは、現代のコミュニティ形成のヒントになる。

　江戸時代、講のなかでも最も数の多かったのは、富士講だったようだ。次に、善光寺講、伊勢講と続く。これらは、20〜30人のメンバーを持つ霊山信仰の集団である。毎年一人が代表して、富士山や善光寺にお参りに行く。もともとは、遊行を禁じられた修験者が都市に定着して、そのまわりに人々が集まってはじまったケースが多いという。また、農山村における結のような労働力の交換の仕組みに変わって、都市では金銭で相互扶助を行う無尽や頼母子講も多く結成された。

　興味深いのは、こうした講が、単に信仰集団なのではなく、娯楽集団でもあり、助け合い集団でもあったということだ。例えば富士講は、代表の旅費1両をメンバーが出し合い、全員が参拝したことにする、という信仰の儀礼である。しかし実際は、代表の一人が自分の1両を使ってお土産を買い、それをメンバーで楽しむという娯楽的なサークルでもあったようだ。無尽でも、集めた原資の借り手のいないときは、それで飲み食いして遊んだという。単に信仰や助け合いという目的だけではなく、遊びという要素も含めたコミュニティである。もちろん、誰かが困ったときにはお互いに助け合う仕組みとしても役割を果たす。信仰と同時に娯楽でもあり助け合いでもあるという講のマルチロールな性格は、現代の都市コミュニティにとっても大きな手がかりになるのではないか。では、現代に生かすために、講からどのような特徴を学べるだろうか。

　まず、楽しくて役に立つという機能的な側面が挙げられるだろう。多様性と

複雑性の増した都市生活では、農村のように全員一律の義務的参加は現実的ではなく、また死後の幸福のために奉仕を重ねることも難しい。現世においても実際に役立ち、楽しめる側面があるということは、現代におけるコミュニティの活発な運営にとって重要なポイントである。

　また、講の持続的な関係性も重要である。金銭が介在としたとしても、その場限りで取引が終わるのではなく、互いの関係は継続する。したがって、自分だけが一時的に得したり、不正によって儲けようとしたりするのではなく、共存共栄のために、時には寄付したり、譲り合ったりというふるまいが自然に生まれる。それが、長い目で見たときのコミュニティのなかでの信用や発言力につながりもするのである。

　さらに、より重要なのは、機能性と継続性だけではなく、そこに常識・世俗を超える価値観が共有されていることである。講は信仰心を共有した関係だが、宗教に限らず、何か人知の及ばないもの、自分たちの能力ではコントロールできない「聖的なもの」に触れている感覚が、損得勘定を超えた相互扶助や利他的な関わりを自然に誘発させるのではないだろうか。何らかの常識的・世俗的な関係や思考を超越したものに触れることによって、コミュニティ内の利害関係や感情から一旦離脱し、ともにいられる別のモードがひらかれる。

　聖的なものとは、すなわち世俗的世界の外部といってよいだろうが、こうした外部性について、社会保障の観点からコミュニティを研究している広井良典は、地域コミュニティが維持されるには、「外部にひらかれた中心」が不可欠だと論じている。[5]具体的にそれらは、宗教施設、学校、商店街、自然、医療福祉施設であることが多いという。すなわち、宗教施設は彼岸や死者の世界へ、学校は学問という新しい知識へ、商店街（＝市場）は異国の文化へ、自然は人間の世界の外側へ、医療福祉施設は病や障害という日常的世界の外部へ向けて、自分たちのコミュニティからその外部へひらかれた「窓」のように機能する拠点なのである。それゆえそこは、自分たちだけの閉じた常識的・世俗的価値判断の通用しない場となる。だからこそ、逆説的に、そこに利害を超えた共同性

が生じるのである。

　楽しく役に立ち、その場で終わらないことのほかに、自分たちの外側にある価値観にひらかれていること。すなわち、二重的世界の向こう側が想起され、「聖的なもの」に接続される「窓」がひらかれたような関係性が、コミュニティの生成に不可欠なのである。

## 05　地域のなかで「死」に触れる

　外部＝聖的なものにひらかれた窓が、常識的・世俗的な思考やふるまいを超えて多様な人たちがともにいられるような場をひらく。拠点の運営現場では、この感覚はとてもよくわかる。一般的な社会通念だけが流通している場は、どうしても常識的な道具的な価値、有用性が優先されてしまい、お互いの違いや利害関係が目につくようになる。もちろん、課題解決のための機能的なコミュニティをつくり、合意形成のためのプロセスをデザインすることは大事ではある。しかし、そもそも課題解決や合意形成の前提となる関係をつくるためには、共同体の基層まで降りて、ともに生きる場としてのコミュニティを立ち上げる必要があるだろう。

　日常のなかで聖的なものに触れた小さな場の例として、ふたたび、芝の家の出来事を紹介したい。時折訪れていた高齢の女性が亡くなり、その方を偲ぶ会を開催した時の体験である。

　当時70歳前後だったKさんは、月に何度か芝の家を訪れては、近くの図書館で借りた紙芝居を子どもたちに披露してくれたり、手作りのアクセサリーを配ったりしながら、楽しく他の来場者と交流されていた。ボサボサの髪で独特のおしゃれをしていたから、最初にいらした時には少し驚いたが、スタッフのサポートもあって少しずつ子どもとの付き合いに慣れると、Kさんの紙芝居は名物イベントの一つになっていった。以前は地域の歴史の聞き書き活動や朗読の会にも参加していたというが、しかし、その頃になると歩くのもややつらそ

うで、一人暮らしのため身の回りのことに困ることもあったようだ。私たちがKさんの亡くなったのを知ったのは、2週間ほど経った後だった。東京近郊に身寄りはなかったため葬儀などは行われず、手続きは行政がすべて済ませたとのことだった。

　芝の家の来場者が亡くなるのが初めてだったこともあったが、定期的に顔を合わせる人が地域から突然いなくなってしまうことに、非常に違和感を覚えた。そこで、たまたま個人的にも面識のあった区の高齢福祉課の担当者とKさんの活動のサポートをしていた女性と話し合い、非公式の「偲ぶ会」を芝の家で開催した。

　その晩は、ゆかりのあった十数人が集まり、夕食をいただきながら、それぞれ思いつくままKさんの思い出を語りあった。その一風変わった言動やこだわり。年齢に見合わない旺盛な行動力。振り返ってみれば細やかな気遣いをいただいていたこと。ともに過ごした活動のエピソード。などなど。初対面の人も多かったが、都会の真ん中でたまたま出会っただけの、断片的にしか知らないあるお年寄りの思い出を語るうちに、大笑いし、涙ぐみ、そして不思議と、本当にあたたかくやさしい空気がながれていた。死者を語り合うことが、現世の私たちの関係も変えていくこと。そして、ともに生きていくための大きなエネルギーが、そこから生まれてくることを実感した夜だった。

　もちろんこれは、家族や友人を喪った深い悲しみの場とは異なる。地域を通じて関わっただけの知人を偲ぶ会である。しかし逆に、こうした距離感のなかで他者の死に触れる場が、忘れられているのも確かだ。死や病を私事としてではなく、地域ごととして考えることも重要だろう。

## 06 ｜ コントロールできないものに寄り添うこと

　冒頭に、日常の芝の家の様子を紹介した。そこでは、毎日繰り返しのように起こる何気ない出来事を丁寧に見守り、つなげていくことが、その場の安心感

と、いま・ここで生き、関わりあう喜びのエネルギー源になっていた。では、普段の芝の家と、Kさんを偲ぶ会とは、まったく異なる現象なのだろうか。私には、人の生き死にという深さの違いはあっても、人の関わりのなかから生のエネルギーが湧き上がってくるという点において、それらは地続きだと思われる。

　亡くなった方を語り合うのは、現世の外側に広がる死者の世界という聖的なものへの窓がひらかれたということだ。それは、生者の論理では捉えきれない他者に想いを馳せる心の働きである。すなわちそれは、コントロールできないものを認め、寄り添うことだといってよいだろう。日々の芝の家でも、「何が起こるかわからない」出来事を、その日のお当番が丁寧に見守っている。日々それに黙々と寄り添う人がいるからこそ、芝の家の偶然の窓はひらかれる。他者と付き合うということ自体が、そもそも制御不能の営みなのであり、それに付き添うことは諦めでも放置でもなく、より大きな出来事の流れを受け入れることである。ものごとを思い通りにコントロールするのではなく、ものごとを動かしている大きな力を想像すること。そこから、ささやかで素朴な生きられる場がひらかれるのである。これは、生や死から隔離され、記号や情報として消費される都市の営みを、自分たちが生きられる場として変質していく、一人ひとりの日常的実践である。[6]

　毎日の些細な出来事に寄り添うという実践のなかに、ともに生きられる場の可能性が広がっている。人為で完璧にはコントロールできないことは、日常の生活には数知れない。日々続く介護や子育て。毎日の食事の用意。そして即興の表現や植物の世話まで。黙々とこうした営みに向き合っている人のそばに、「生きられる場」がぽっかりとひらかれる。黙々と寄り添い続けている人は、何かに隷属しているのではない。その行為そのものが、自分たちの生きる世界を生み出す「聖的な」実践なのである。ならば、怒涛のように流れていく都市の暮らしのなかにも、死や生を感じる瞬間は、日常のそこかしこに、実は偏在しているといえる。医療福祉施設や宗教施設だけではなく、日常的世界を「生

きられる場」として再創造するのは、したがって私たち一人ひとりの営みに他ならない。

■注
1）鷲田清一『しんがりの思想―反リーダーシップ論―』、角川マガジンズ、2015年。
2）筆者は、企画段階から計画・運営に関わっている。
3）内山節『共同体の基礎理論　自然と人間の基層から』、農文協、2010年。内山は欧米のcommunityとは異なる背景を持つことから「共同体」という語を用いているが、本論では一般的には「コミュニティ」という語を使用し、日本固有の特徴を持つコミュニティについて「共同体」と表現する。なお、ここでコミュニティは、基本的に「地域コミュニティ」を指す。
4）前掲書。p123
5）広井良典『コミュニティを問いなおす―つながり・都市・日本社会の未来』、筑摩書房、2009年。
6）ミシェル・ド・セルトー『日常的実践のポイエティーク』、山田登世子訳、国文社、1987年。

# おわりに──死生の物語を紡ぐ

## 秋田光彦

**死生観なき多死社会**

　年に一度あるかないかの稀なケースなのだが、在宅で末期の病床にある檀家さんから「最後に一度会いたい」と招かれることがある。菩提寺の住職である私にベッドサイドでできることはわずかでしかない。いくつかの言葉と作法を勤めるに過ぎないのだが、檀家さんは涙を流して「安心しました」と仰ってくださる。

　何と濃密な時間だろう。住み慣れた家、そばには伴侶がいて、娘夫婦がいる。夕方には中学生の孫が「ただいま！」と帰ってくる。大好きなブラームスの音楽とアロマの匂い。病院では望むべくもない。在宅のまま最期を迎えるということは、自分たちの日常に死を取り戻すことだと強く思う。

　日本人の死の情景が変化している。

　昨年１年間の死亡者は125万人だが、2030年には160万人に迫り、加速度的に多死社会へと移行する。病院はすでに収容限度を超えており、治癒の見込めない末期患者は病院から地域へ、家庭へと帰還させられる。現在日本人の約８割が病院で死を迎えるが、数年前からじわりと在宅死、施設死が増加傾向にあるのはその兆候だろう。

　むろん、家族や地域が、すぐさま末期ケアや看取りにシフトできるわけではない。仮に制度やサービスが整ったとしても、死にゆく人の不安や怖れ、あるいは死別後の遺族の悲しみや喪失感など、生死をめぐる問題にどう向き合えばいいのか、容易に解は見つからない。

　かつては伝統宗教によってもたらされた死生観は、土地の風土や生活習慣を

通して共有されてきた。大家族は同じ屋根の下で生涯を過ごし、誕生や死を共に体験した。また、地域社会には「葬式組」のように家族を喪った悲しみや痛みを支える共感と連帯があった。日常の中に生死が横たわり、ふたつは分断されず連続した営みだったのだ。

　しかし、頼るべきものが共同体から制度やサービスへ転換して以降、死の諸相は著しい変化を余儀なくされた。死に到るプロセスは高度医療という「すべておまかせ」の密室に閉ざされ、核家族化の中で、非日常的な、「どうしていいかわからない」体験へと変化していく。消費優先の社会では生の価値だけが強調され、逆に死は敗北としてますます忌避されていったのである。

**往きと還りのケア**
　かつて日本人の死生観において、生と死は不可分な対称形として共存していた。
　「共生」という言葉はすでに使い古された感があるが、元は浄土仏教の「共生極楽成仏道」から転用されたものである。この経句は「みなともに極楽に生まれて仏道を歩もう」というような意味だが、「極楽に生まれる」とはつまり「往生」であり、「死」を意味する。「共生」とは、じつは「共死」という感覚が最初から織り込まれていたのだ。
　現代でいう「共生」とは、同じ時間における横軸の「共棲」だが、仏教の「共生」は横軸に加えて、過去、現在、未来へと連なる縦軸のつながりをいう。現在は過去なくして成り立たない。生者は死者があって初めて生者となるのであって、「生死一如」の考え方は、共生と共死のふたつが不可分な対称形であることを物語っている。
　それをケアにあてはめて考えることはできないだろうか。
　医療評論家の米沢慧氏は、いのちを誕生から死へ歩む直線ではなく、「往き」「還り」という往還関係としてとらえている。「往きのいのち」とは誕生してから壮年期までの歩みであり、対して「還りのいのち」とはそこから折り返し、死に

向かって老いていく歩みである。いのちはその往還運動で成り立っており、そう考えれば生と死は同じ位相にあると述べている(以上「病院で死ぬのはもったいない」春秋社)。

　こうもいえるだろう。延命や救命を究め、死をいかに遠ざけるかに腐心してきた「往きの医療」に対し、「還りの医療／ケア」では、ホスピスや緩和ケア、看取り、遺族ケアまで含めて、死を受け入れながら、いのちの全体像を取り次ごうとする。生存する／しないという基準ではなく、非合理や矛盾も含んで人間の実存にかかわるケアは、死を終焉と考えないのである

　「往き」と「還り」の双方がいのちの円環をなしている。そこに共生共死の日本的死生観が浮かび上がるのではないだろうか。

### 慈しみの共同体へ

　日本人は、終末期から死に到るプロセスを、医療の専門家に委ねてきた。死は、ある種のパターナリズムの中に閉ざされ、長くタブーの領域に据え置かれてきた。だから、自分の最期について語ったり、肉親の死にふれることは禁句として忌避されてきた。言い換えれば、「還りのいのち」の身近な体験を、死生観として成熟させる機会を持たなかったのである。

　しかし、前述したように死が家庭や地域など日常に回帰することで、私たちは専門家を超えて死を受け入れることになる。「自宅で最期を迎えたい」国民が半数を超えるという統計もある。そうなれば、看取りに立ち会う家族や介護者も増加するだろう。死が、医療の専門用語ではなく、日常の物語として語られ始めるならば、そこからどんなケアが生まれてくるのだろうか。

　冒頭のエピソードはその一例かもしれない。

　たまさか私という他者が外部から参加することによって、鮮明に立ち上がった家族や生活の様相が、何よりも檀家さんにとってかけがえのないケアになったのではないだろうか。家族に引き継がれるいのちのつながり、暮らしの中に留められる生の証、枕元の家族写真には多くの思い出が残され、孫の声からは

来世への希望さえ感じ取れる。愛しい日常が、いのちの物語として綴られていく。ここには、「いかに生ききり」「いかに送るか」という、アートの新しい可能性が窺える。「芸術」の意味を超えた、生き死にの物語としてのアートである。もうひとつの「還りのケア」といってもいいだろう。

　家族や地域共同体が揺らいでいる。死は、共同体にとって危機の事態を起こすが、同時に多死社会における新たな紐帯となる可能性を秘めている。医療の充実だけではない。
死に逝く人、見送る人、またそれを支え、共感する人々との間に生起する関係性の総体こそ、「生と死をつなぐケアとアート」なのかもしれない。

　さらに付け加えるなら、それは終末期ケアという領域だけに限定されるものではない。

　死は誰にでも訪れ、ひとりとして裏切ることがない。多死社会はその自明の事実を私たちに気づかせる。「あらゆる人々は、ひたすら死に向かって進んでいる」（ブッダ）のであって、そこから互いの悲しみや痛みを共有できる、もうひとつ共同体を構想できないだろうか。

　死を意識するところで、強者の論理は通用しない。生産や成長の欲求もない。現在の生が死から見た減算の時間であることに気づいたのであれば、世代や境遇にかかわりなく、すべての人がその共同体の構成者となり得る。だから逆に、抑制的で、慎ましく、いのちのありように畏敬を欠かさない、そういう「慈しみの共同体」と呼ぶようなものが生まれてこないだろうか。

　かつての死生観に戻ることは難しい。であれば、日常や暮らしの中から生まれる無数の関係性から、今の時代における死生の物語を紡ぎ直すしかない。ケアとアートの出会いは、その可能性を十分に秘めているのである。

## アートミーツケア叢書　刊行予告

　〈生きる〉こと、〈生〉はケアとアートがもともともっている共通の根です。ケアとは、生命・生存・生活への注意であり、日々だれもがじぶんや他人に対して負っているこまごまとした世話から、職業的な営みまで、すべてを含みます。また、アートは、特定の文化にある美的な経験や形式にかぎられることのない、ほかでもない〈この生〉の経験をともに分かちあう仕方であり、そえゆえに、ひとが生きてゆくうえで遭遇するさまざまな喜怒哀楽、生老病死、天変地異、孤絶と絶望、疎外と葛藤に向かいあうための、技術や作法になります。アートもケアも〈生〉への深い注意によって創造されているにもかかわらず、両者はこの社会のなかでしばしば分断され、ともに根を失ってしまいます。本叢書では、〈生〉にまつわる生命、共存、変容、回復、生活の5つの経験を軸に、多様な場で実践と研究を重ねる人々が、医療と健康、福祉、教育、科学技術、宗教、経済といった諸領域を横断して手をとりあい、ケアとアートを分け隔てている既成の制度や概念を問い直し、〈生〉に根をもつケアとアート、そして社会の再生を願います。

　第1巻は、ヘルスケア、とくに病院という名のコミュニティにおいて展開される創造的活動に焦点をあてて、私たちの生の質とアートについて考えます。続く第2巻では、〈生者と死者の共存〉を主題にして、生きている人、目の前にいる人のみならず、死を間近に控えた人、亡くなった人、不在の人までも含みこむ、遠く隔たった存在との共存の営みについて、宗教、儀礼、記憶、死者への関係などから理解を深めます。第3巻は〈学び、遊び、変容〉を主題に、誕生と死、病いと回復のあいだで、日々変化し、つねに生い育ちつつある私たちの存在を、自己変容、表現、解放の過程としてとらえます。第4巻では〈回復と受容〉を主題として、天災や人災、社会的疎外、葛藤や絶望といった状態から人々が回復する過程に注目し、予期せぬもの、避けられないもの、どうにもならないものと私たちがどう折り合って生きていくのかを問います。第5巻では、日々の生活、暮らしと働きそのものにある美に光をあて、生産と消費、制作者と鑑賞者、ケアするものされるもの、という分断に陥らない生活、共生のアートを探ります。

　　　　　　　　　　　　　　　　　　　　　　　　監修　本間直樹

# ［好評発売中］

[アートミーツケア叢書１]
# 病院のアート
### 医療現場の再生と未来

アートミーツケア学会【編著】
A5判並製／248頁／本体2000円（税別）

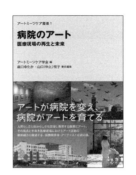

## アートが病院を変え、病院がアートを育てる!!

　人間らしさと自分らしさを回復し表現する医療とアート。その原点と未来を医療現場におけるアート活動の最前線から展望する、医療関係者・アーティスト必読の書。

　〈生きること〉に共通の根をもつアートとケア。多様な場で実践と研究を積み重ねる人びとが領域を横断して手をとりあい、この二つを分け隔てている制度や既成の概念を問い直し、アートと社会の再生を願うシリーズ、アートミーツケア叢書第１弾。

## 本書のテキストデータを提供いたします

　本書をご購入いただいた方のうち、視覚障害、肢体不自由などの理由で書字へのアクセスが困難な方に本書のテキストデータを提供いたします。希望される方は、以下の方法にしたがってお申し込みください。

- ●データの提供形式：CD-R、フロッピーディスク、Eメールによるファイル添付（Eメールアドレスをお知らせください）
- ●データの提供形式・お名前・ご住所を明記した用紙、返信用封筒、下の引換券（コピー不可）および200円切手（Eメールによるファイル添付をご希望の場合不要）を同封のうえ弊社までお送りください。

★本書内容の複製は点訳・音訳データなど視覚障害の方のための利用に限り認めます。内容の改変や流用、転載、その他営利を目的とした利用はお断りします。

◎あて先：〒160-0008　東京都新宿区三栄町17-2　木原ビル303
　　　　　生活書院編集部　テキストデータ係

【引換券】
アートミーツケア叢書２
生と死をつなぐ
ケアとアート

アートミーツケア叢書2
## 生と死をつなぐケアとアート──分かたれた者たちの共生のために

| | |
|---|---|
| 発行 | 2015年11月1日　初版第一刷発行 |
| 編者 | アートミーツケア学会 |
| 責任編集 | 秋田光彦、坂倉杏介 |
| 編集 | 秋田光軌、井尻貴子、森下静香 |
| シリーズ監修 | 本間直樹 |
| 発行所 | アートミーツケア学会 |
| | 〒630-8044　奈良県奈良市六条西3-25-4 |
| | 一般財団法人たんぽぽの家 内　アートミーツケア学会事務局 |
| | TEL：0742-43-7055 |
| | FAX：0742-49-5501 |
| | URL：http://popo.or.jp/artmeetscare/ |
| | E-MAIL：art-care@popo.or.jp |
| 発売 | 株式会社　生活書院 |
| | 〒160-0008 |
| | 東京都新宿区三栄町17-2木原ビル303 |
| | TEL：03-3226-1203 |
| | FAX：03-3226-1204 |
| | URL：http://www.seikatsushoin.com |
| 印刷・製本 | 株式会社シナノ |
| デザイン | 糟谷一穂 |

Printed in Japan
2015 © アートミーツケア学会
ISBN 978-4-86500-046-7

定価はカバーに表示してあります。
乱丁・落丁本はお取り替えいたします。